ACABA
CON EL
SIBO

Mireia Velasco

ACABA CON EL SIBO

Descubre todas las soluciones naturales con las que podrás olvidarte de la inflamación para siempre

Rocaeditorial •

Nota: Este libro se presenta con fines informativos y no constituye ni reemplaza asesoramiento médico, diagnóstico ni tratamiento. Todos los temas aquí expuestos son mucho más complejos y necesitan de la intervención y acompañamiento de un profesional de la salud cualificado en este campo. Cada persona es única, y lo que funciona para unos puede no ser adecuado para otros.

El lector asume la responsabilidad de cualquier uso de la información aquí contenida, quedando la autora exenta de toda responsabilidad por cualquier resultado, efecto secundario o consecuencia derivada de la aplicación de las recomendaciones descritas.

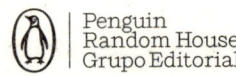

Primera edición: enero de 2025

© 2025, Mireia Velasco
© 2025, Roca Editorial de Libros, S. L. U.
Travessera de Gràcia, 47-49. 08021 Barcelona
Diseño de maqueta e ilustraciones: Dímeloengráfico

Roca Editorial de Libros, S. L. U., es una compañía de Penguin Random House Grupo Editorial que apoya la protección de la propiedad intelectual. La propiedad intelectual estimula la creatividad, defiende la diversidad en el ámbito de las ideas y el conocimiento, promueve la libre expresión y favorece una cultura viva. Gracias por comprar una edición autorizada de este libro y por respetar las leyes de propiedad intelectual al no reproducir ni distribuir ninguna parte de esta obra por ningún medio sin permiso. Al hacerlo está respaldando a los autores y permitiendo que PRHGE continúe publicando libros para todos los lectores. De conformidad con lo dispuesto en el artículo 67.3 del Real Decreto Ley 24/2021, de 2 de noviembre, PRHGE se reserva expresamente los derechos de reproducción y de uso de esta obra y de todos sus elementos mediante medios de lectura mecánica y otros medios adecuados a tal fin. Diríjase a CEDRO (Centro Español de Derechos Reprográficos, http://www.cedro.org) si necesita reproducir algún fragmento de esta obra.

Printed in Spain – Impreso en España

ISBN: 978-84-10274-76-1
Depósito legal: B-22308-2024

Compuesto en Grafime, S. L.

Impreso en Rotoprint by Domingo, S. L.
Castellar del Vallès (Barcelona)

RE 74761

Índice

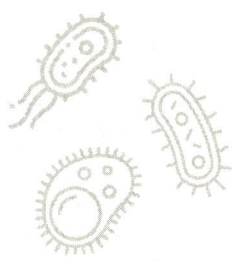

Introducción	9
1. El proceso digestivo: el inicio de todo.	11
2. Hablemos de «bichitos». ¿Cuándo empezó el problema?	37
3. SIBO	53
4. Estrategias de tratamiento.	85
5. Fase uno. Limpieza	89
6. Fase dos. Recuperando el entorno	173
7. Fase tres. El mantenimiento.	203
8. Menús y recetas	233
Agradecimientos.........................	281
Bibliografía	283

Introducción

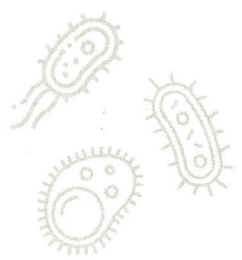

> La cura del cuerpo no debe intentar curar el cuerpo sin curar el alma.
>
> PLATÓN

Este libro es una conversación sincera, un espacio creado desde mi propia experiencia tanto personal como profesional para compartir lo que he aprendido (y sigo aprendiendo) sobre el SIBO y otros desequilibrios digestivos que lo acompañan.

He vivido en primera persona los altibajos de los trastornos digestivos, el impacto en mi energía, el estado de ánimo y la salud emocional. Esta experiencia personal me enseñó a ver la salud digestiva como un sistema interconectado, y fue lo que me impulsó a investigar y a especializarme en este campo. He recorrido este camino tanto personal como profesionalmente, y puedo decirte que, aunque ha sido muy desafiante, también ha sido una oportunidad para redescubrir mi relación con mi cuerpo, mi alimentación y mi bienestar. En el proceso aprendí que cuidar de mi digestión iba mucho más allá de cambiar mi alimentación; era también aprender a gestionar mis emociones, escuchar a mi cuerpo y darle el respeto que merecía.

La salud digestiva es mucho más que una simple cuestión de digestión o confort físico. Nuestro intestino no solo es el lugar donde se absorben los nutrientes que nos sostienen; también es un centro fundamental de comunicación entre el cuerpo y la mente. A través de la conexión del eje intestino-cerebro, nuestros sistemas digestivo y nervioso están íntimamente relacionados, y el bienestar de uno impacta directamente en el otro.

A lo largo de estas páginas, encontrarás consejos y herramientas prácticas basadas en la ciencia, pero otras muchas difíciles de medir y más fáciles de sentir. Este libro no pretende ser una guía técnica y protocolaria, sino una invitación a entender un poquito más cómo funciona tu cuerpo, dónde entra el SIBO en todo esto y descubrir diferentes caminos y herramientas integrativas y holísticas para que puedas aplicarlas.

Si estás aquí es porque también deseas sanar y entenderte mejor. Espero que estas páginas te sirvan como un faro para comprender a tu cuerpo desde una perspectiva más profunda y conectada.

Un fuerte abrazo,

MIREIA

1
EL PROCESO DIGESTIVO: EL INICIO DE TODO

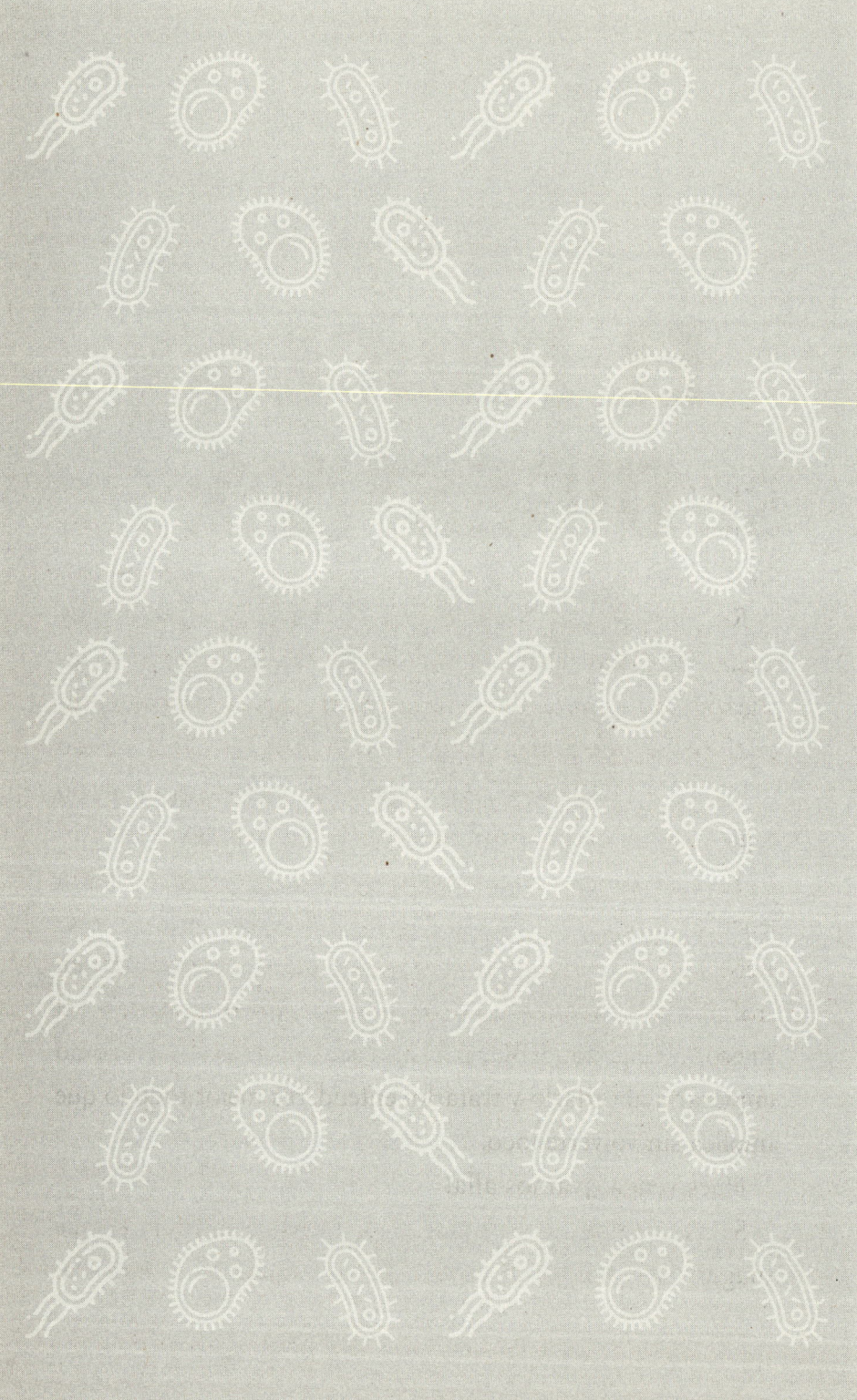

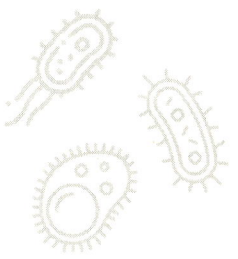

Si alguien me hubiera dicho hace muchos años que mejorar mi digestión sería el punto de partida para mejorar todo mi bienestar, habría pensado que se había vuelto loco.

Reconozco que, hasta que no entendí de manera muy sencilla y visual el funcionamiento de todos los órganos implicados en la maravillosa obra de arte que es el sistema digestivo, no supe cómo aplicarlo en mi propia vida. Cuando lo logré, me fascinó. ¿Cómo es posible que nuestro cuerpo haga todo esto sin que apenas nos demos cuenta?

Y es por eso por lo que quiero explicártelo de una manera sencilla, incluso un poco «atípica», y con los mínimos tecnicismos posibles; de esta manera, cuando entremos más en profundidad en lo que es el sobrecrecimiento bacteriano en el intestino delgado (SIBO, por sus siglas en inglés) y en cómo empezar a abordarlo y tratarlo, entenderás mejor todo lo que implica sin volverte loco.

Pues venga, ¡vamos allá!

Si pensamos en el proceso digestivo, tendríamos que imaginarlo como una cadena de montaje en una fábrica.

Todas las máquinas están automatizadas para que vayan a un ritmo concreto con el fin de realizar su trabajo de la manera más eficiente posible. Si la primera máquina va a un ritmo más rápido o lento del que está marcado, o en vez de introducir uno a uno cada producto, metemos muchos a la vez, ¿crees que el resto de los pasos de la cadena de montaje podrán hacer sus funciones correctamente? Me temo que el desastre está asegurado y el producto que llega al final de la cadena, si llega, no será para nada de las características que se esperaba.

A nuestra digestión le ocurre algo muy parecido, y para que comprendas cómo a veces llegamos a ese desequilibrio tan indeseado, primero debemos dejar claro por qué es tan necesaria y relevante para nuestro bienestar esa dichosa digestión de la que todo el mundo habla hoy en día. ¡Tranquilo! Intentaré que sea lo menos denso y más ameno posible.

LA DIGESTIÓN

La digestión es el proceso mediante el cual nuestro cuerpo transforma los alimentos en cositas pequeñas o nutrientes con el fin de que puedan ser asimilados por el organismo. Es decir, de cada alimento que comas, tu cuerpo y tu microbiota extraerán lo que realmente les sirve: energía, vitaminas, minerales, aminoácidos (de las proteínas), ácidos grasos (de las grasas) y almidones (de los carbohidratos). Sin esta transformación, asimilación y absorción, difícilmente nos mantendríamos en pie.

Imagínate que los alimentos que comes son como un collar de perlas. Cada perla representa un nutriente básico. La digestión es el proceso por el cual tu cuerpo descompone este collar de perlas en perlitas individuales para que nuestro organismo pueda usarlas sin dificultad.

El problema es que, además de ser un proceso complejo, lo solemos complicar aún más. Tal vez por ese motivo muchas veces nos resignamos a tener molestias frecuentes, a quitarle importancia o incluso hemos llegado a un punto en que hemos normalizado un sinfín de síntomas en nuestro día a día que no tendríamos por qué estar sufriendo.

Tener eructos, gases, hinchazón abdominal, ardor/acidez, cansancio excesivo después de comer... puede ser habitual, pero no por ello normal.

VIAJE AL SISTEMA DIGESTIVO

Quizá estés pensando que adentrarnos en la fisiología es innecesario, puede que no te apetezca y que prefieras que abordemos directamente los consejos, tratamientos y recetas para pasar a la acción, pero déjame preguntarte esto: si no entiendes cómo funciona tu digestión, ¿cómo vas a saber identificar lo que es mejor para ti? **Tomar conciencia de lo que te sucede y ponerle luz será el inicio real del tratamiento.**

LOS ÓRGANOS DEL SISTEMA DIGESTIVO AYUDAN AL CUERPO A DESCOMPONER Y ABSORBER ALIMENTOS

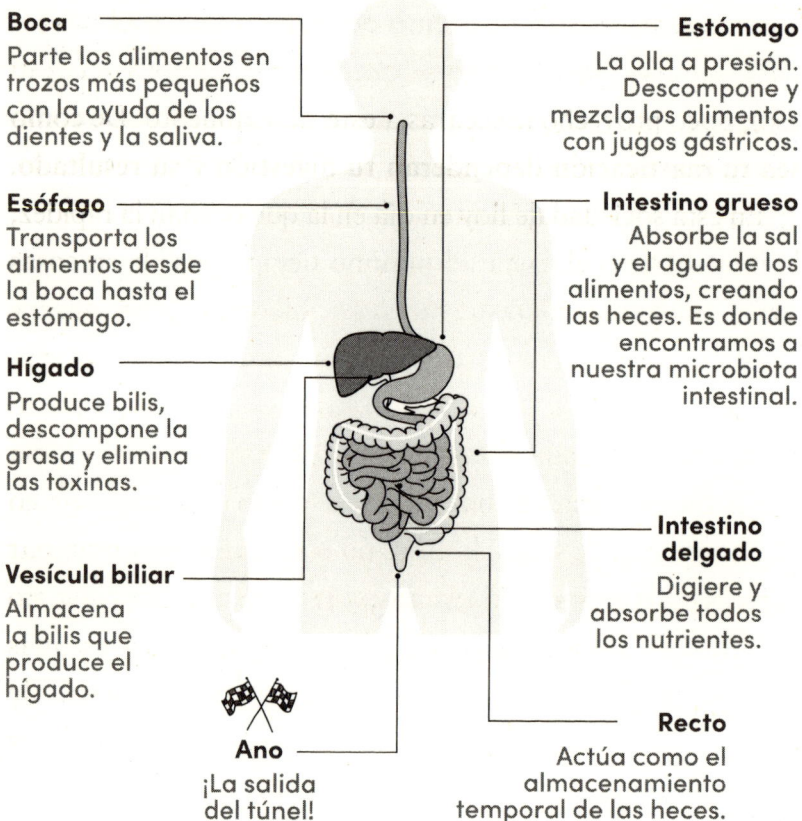

Boca
Parte los alimentos en trozos más pequeños con la ayuda de los dientes y la saliva.

Esófago
Transporta los alimentos desde la boca hasta el estómago.

Hígado
Produce bilis, descompone la grasa y elimina las toxinas.

Vesícula biliar
Almacena la bilis que produce el hígado.

Ano
¡La salida del túnel!

Estómago
La olla a presión. Descompone y mezcla los alimentos con jugos gástricos.

Intestino grueso
Absorbe la sal y el agua de los alimentos, creando las heces. Es donde encontramos a nuestra microbiota intestinal.

Intestino delgado
Digiere y absorbe todos los nutrientes.

Recto
Actúa como el almacenamiento temporal de las heces.

La boca

Cuando hablamos de mejorar nuestra digestión, instintivamente todos pensamos en llevar una alimentación concreta, eliminando aquello «no saludable» e incorporando todo lo «bueno», ¿no? Pues déjame decirte que ya puedes meter en tu sistema el mejor superalimento del mundo que, si el primer paso del proceso digestivo se queda a medias (y a veces ni eso), poco provecho le sacarás a este rico alimento. **De cómo sea tu masticación dependerán tu digestión y su resultado.**

En esta sociedad de hoy en día en la que priman la rapidez, la inmediatez o el gastar el mínimo tiempo posible en cosas que no nos generen productividad, comer lento, con calma y siendo consciente del momento es hoy cosa de yoguis y gurús del bienestar. Siempre que pregunto en consulta «¿Cómo masticas?», me suelen responder: «Lo sé, lo sé, es un tema pendiente que tengo de hace mucho tiempo» o «Es que tengo que comer rápido porque, si no, no me da tiempo a terminar el trabajo». Un sinfín de excusas, y lo digo con conocimiento de causa: yo misma encontraba mil pretextos, cada vez más creativos, con tal de hacerme sentir tranquila y sin culpa. Me decía constantemente: «Me propongo masticar mejor a partir de mañana» y ese mañana no llegaba nunca.

Ten en cuenta que **el metabolismo de los alimentos tiene lugar en primera instancia en nuestra boca,** dado que las papilas gustativas, los dientes, la saliva, etc., tienen una serie de funciones muy importantes. De alguna forma, se encargan de preparar el alimento de la mejor forma posible para que se pueda asimilar bien. En el caso particular de los dientes, estos son como pequeñas tijeras que cortan el hilo del collar, separando las perlas grandes en perlas individuales y más pequeñas.

Luego, el alimento se mezcla con la saliva, secretada por las glándulas salivares, que se encuentran en diferentes lugares de la boca, como debajo de la lengua y cerca de las mejillas. La saliva no solo sirve para mostrar al mundo lo a gustico que estamos durmiendo una siesta mientras se nos cae un hilillo de saliva de la boca, no: además tiene un papel fundamental en el inicio de tu digestión entre otros.

Nuestra saliva, en condiciones normales, claro está, tiene un pH bastante neutro, entre 6,7 y 7,4, y está compuesta principalmente de agua (99 por ciento) y de otras sustancias, entre las que destacan las **enzimas**, de las que hablaremos a continuación y que se encargan de ayudarnos a digerir.

Sus principales funciones son:

- Humedecer los alimentos para transportarlos más fácilmente por el esófago hacia el estómago.
- Comenzar a descomponer los alimentos, especialmente los azúcares y los almidones y las grasas, antes de que lleguen al estómago.
- Nos permite saborear y disfrutar de la comida. Sin saliva no podríamos saborear bien los alimentos.
- Protege los dientes. La saliva ayuda a mantener los dientes limpios al eliminar los restos de comida y al contener sustancias que combaten los gérmenes que causan la caries.
- Mantiene la boca húmeda. La saliva mantiene la boca húmeda, lo cual es importante para hablar y evitar que la boca se sienta seca y pegajosa. También tiene

un efecto protector contra patógenos, un efecto antimicrobiano.

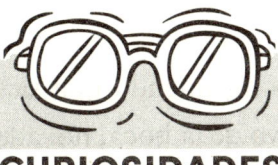

CURIOSIDADES

→ **Producimos mucha saliva.** Cada día, producimos entre 1 y 2 litros de saliva. ¡Eso es suficiente para llenar una botella grande de agua!
→ **Saliva de noche.** Producimos menos saliva cuando dormimos, por eso a veces nos despertamos con la boca seca.
→ **Tiene función desinfectante y antibacteriana.** ¿No te has preguntado por qué los animales se lamen sus heridas?

¿Por qué masticar bien los alimentos?

Recuerda el collar de perlas que te comentaba anteriormente. **Para que el alimento —el collar— se digiera de forma correcta en nuestro organismo, son necesarias unas sustancias llamadas enzimas,** que serían como unas tijeras y que, por suerte, nuestro cuerpo produce en cantidades más que suficientes sin darnos ni cuenta.

Se encargan de que asimilemos mejor los nutrientes para que estos nos aporten todos los beneficios posibles.

La importancia en este caso de masticar bien los alimentos es la de producir suficiente saliva para que envuelva al alimento y pueda obtener estos nutrientes perfectamente. Si estamos comiendo azúcares e hidratos de carbono, la enzima amilasa de nuestra saliva nos ayudará a descomponerlos. En el caso de las grasas, nos ayudará la enzima lipasa lingual. Como es lógico, si vamos con prisas y comemos en cinco o diez minutos, no daremos tiempo a generar saliva suficiente, lo que se traducirá seguramente en una digestión mucho más pesada o una peor asimilación de los hidratos de carbono..., entre otras cosas.

Imagínate que hoy tienes pollo para comer. Ese muslo de pollo sería el collar de perlas. Lo que tiene que llegar al final a tu intestino para ser absorbido sería cada perlita o, en el caso del pollo, los aminoácidos. ¿Qué pasa? Pues que cuando te sientas a comer recuerdas que tienes una reunión al cabo de quince minutos y te tienes que dar prisa, por lo que te comes el muslo de pollo en cuatro trozos grandes que no puedes ni masticar bien, y al final lo acabas tragando pronto y mal o a medio masticar.

Empezar el proceso de masticación/digestión de esta manera hace que impongas un trabajo extra al resto de los órganos implicados en el proceso digestivo. Este trabajo extra un día no supondrá grandes cambios en tu organismo, pero si esta es la rutina, se acaban generando desequilibrios en la funcionalidad de todo el proceso, de principio a fin.

Estómago

Para mí, el estómago es la gran «olla a presión» del cuerpo, así me lo he imaginado siempre yo.

El alimento, tras pasar por la boca, llega al esófago y después cae a esta «bolsa mágica» cuya principal función involucra principalmente la digestión mecánica de la comida. Por decirlo de otro modo, **se va a encargar de triturar y separar minuciosamente todo aquello que le entra y que será sometido a los corrosivos jugos gástricos**. Para ello, el estómago necesita un pH muy ácido. Cuando tu estómago está vacío, el jugo gástrico puede alcanzar el pH de 1; para que te hagas una idea, esto sería más ácido que el vinagre y el limón.

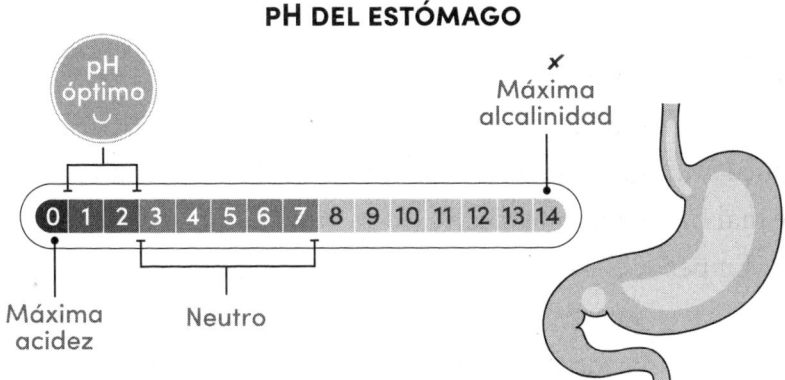

Esta acidez es importante sobre todo para:

- **Descomponer correctamente los alimentos** evitando problemas que veremos más adelante. Aquí, las contracciones musculares repetitivas agitan las partículas de la comida como si de una coctelera se tratara, triturándolas en fragmentos más pequeñitos que se mezclan con el jugo gástrico. La acción de varias enzimas y el ácido clorhídrico desintegran aún más la comida, produciendo una sustancia semilíquida llamada quimo.
- **Descomponer las proteínas en aminoácidos,** es decir, del collar de perlas a perlitas, y la enzima encargada de ello se llama pepsina. Recuerda esto, esta enzima se activa en presencia de ácido, por lo que, si el ácido del estómago es bajo, no se realizará una buena digestión de las proteínas y seguramente no nos sentarán muy bien.
- **Como barrera protectora,** para protegernos contra bacterias, virus, hongos y demás patógenos.

El ácido clorhídrico, el Hulk del estómago

Normalmente, el estómago produce diariamente entre 1 y 2 litros de ácido **clorhídrico** (también conocido como HCL), cuya función principal es la de descomponer los alimentos y hacer de escudo protector ante bacterias que pueda haber en los alimentos u otros microorganismos.

El ácido clorhídrico en el estómago es muy potente y tiene un pH de alrededor de 1 a 2, es decir, muy ácido. Para que te hagas una idea, con esta acidez es posible descomponer metales como el zinc y el hierro, y materiales como la piel y los tejidos. Pero ¿cómo es que no «se come» la pared del estómago? Resulta que el interior del estómago está protegido por una capa de moco o mucosa que lo resguarda de estos daños y que se va regenerando periódicamente, ¡menos mal! Claro está que, si por diversos factores que ahora veremos, esta mucosa se altera o daña, va perdiendo su funcionalidad, pudiendo generar problemas como gastritis o úlceras gástricas.

Pero ojo, porque el ácido clorhídrico no es el único protagonista de esta fase: en realidad, forma parte de una serie de sustancias cuyo conjunto todos conocemos como **jugo gástrico**, cuya función es ayudar a los alimentos a transformarse dentro del estómago y que se empieza a secretar antes de que los alimentos entren en él; de hecho, en el momento en que olemos o vemos una comida que nos gusta, y más si hay hambre, nuestro estómago empezará a secretar jugos gástricos. Además, este suele ser uno de los problemas más comunes en el SIBO, ya que si se dificulta la segregación de jugos gástricos, difícilmente la digestión se hará correctamente.

Como decíamos, el jugo gástrico está compuesto por:

- Ácido clorhídrico.
- Enzimas: pepsina (descomponen las proteínas), lipasa (necesaria para la digestión de las grasas), etc.
- Factor intrínseco. Es una proteína que se produce en el estómago y que es esencial para la absorción de la vitamina B12 en el intestino delgado.

El proceso de digestión en el estómago puede variar de una persona a otra, sobre todo dependiendo del tipo de alimentos que hayamos comido. Una duración media de la digestión en el estómago es de aproximadamente 2 a 4 horas. Si una comida, por ejemplo, contiene mucha variedad de alimentos o si hemos comido más de lo que nuestro estómago agradecería, el vaciamiento gástrico puede llegar a durar de 5 a 7 horas. Yo incluso tengo recuerdos de estar digiriendo por la mañana la cena del día anterior. ¿Te ha pasado?

El tipo de alimentos, su orden, cómo los mezclamos o cómo los comemos harán que nuestro estómago tarde más o menos en realizar su trabajo.

Los alimentos grasos (más saturados), los muy picantes, el alcohol o el café producen una mayor cantidad de ácido gástrico. **Si de manera sostenida en el tiempo la regulación de la acidez del estómago no funciona, esto empieza a generar inflamación.** Por ejemplo, si las mucosas del interior del estómago no producen suficiente moco protector o si el jugo gástrico entra con frecuencia al esófago. En general, podría decirse que en el estómago ocurre (casi) todo, y personalmente siento que a la hora de abordar un SIBO es uno de los órganos principales y casi siempre el «gran olvidado». Si nos enfocamos en «matar» bichos sin solucionar el estado de nuestra olla a presión (o estómago), raro es que el SIBO no vuelva a hacer de las suyas más adelante. ¿Por qué te digo esto? Porque si masticamos mal y rápido, los alimentos pasan casi enteros al estómago, el cual tendrá que hacer un trabajo extra para digerirlo, quedando agotadito y extasiado después de tanto esfuerzo.

Pero ¿tienes acidez o falta de ácido estomacal?

Si alguna vez has tenido que acudir al médico por problemas digestivos, acidez o reflujo, casi seguro que te has ido de allí con una receta de algún medicamento inhibidor de la bomba de protones o «antiácidos», o lo que es lo mismo, el famoso omeprazol, pantoprazol, lansoprazol, etc.

Pues, aunque no lo creas, la mayoría de las veces tendemos a pensar que detrás de nuestra acidez estomacal, que ocasiona gastritis, hay un exceso de ácido, cuando en el fondo la mayoría de las veces lo que hay es todo lo contrario, **déficit de ácido o hipoclorhidria**. Y esto suele venir o más bien derivar en una mayor irritación de la mucosa estomacal, lo que genera irritación también en el resto de las mucosas, como la intestinal.

Aparte de acidez y reflujo, si no tenemos suficiente ácido clorhídrico, la digestión de las proteínas está incompleta y estas llegan muy «enteras» al intestino. Esto hace que la digestión se ralentice y que en muchas ocasiones aumenten las putrefacciones para poder terminar degradándola. Vamos, ¡que al final se acaba liando una buena!

De la hipoclorhidria acaban derivando la mayoría de los problemas digestivos, por lo que muchas veces se mezclarán varios síntomas, por eso la necesidad de no tratar solo el síntoma, sino empezar a solucionar desde la raíz del problema, viendo a la persona como un todo.

Muchas son las consecuencias que ya conocemos o al menos podemos asociar más a nivel digestivo, como estreñimiento o diarrea, síndrome de intestino irritable (SII), gases e inflamación abdominal..., pero, además, hay otras «alertas» que pueden estar dándonos pistas de no tener un pH suficientemente ácido. **¿Qué síntomas o consecuencias puede haber detrás de la hipoclorhidria y de unas malas digestiones?**

- Infección del *Helicobacter pylori*. Esta bacteria puede permanecer en nuestro estómago sin dar guerra cuando el ambiente es el correcto o ácido. El problema viene cuando perdemos esa acidez, pues la bacteria aprovecha para sobrecrecer y crear la infección.

- SIBO y parásitos.
- Intolerancia a la fructosa y sorbitol (mala absorción).
- Dolor e hinchazón abdominal, digestiones lentas.
- Muchos eructos.
- Déficit de vitamina B12 por la disminución en la producción del factor intrínseco que necesita la B12 para poder ser absorbida correctamente.
- Otras deficiencias de micronutrientes como hierro, calcio, zinc o magnesio, entre otros.
- Sensación de acidez entre comidas.
- Dificultad de digerir proteína animal (carne en concreto) y vegetal crudo.
- Aumento de la permeabilidad intestinal.
- Intolerancias alimentarias, alergias, histaminosis...
- Caída del pelo, cansancio o falta de energía, problemas de la piel.

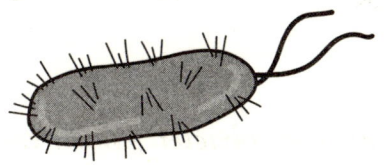

Helicobacter pylori

Pero ¿cómo puedo saber que tengo hipoclorhidria?

Aunque se le da más prioridad a la clínica, también se puede evaluar mediante:

- Niveles de gastrina en sangre.
- Anticuerpos antiparietales o anticuerpos del factor intrínseco y anticuerpos anti-*Helicobacter* en sangre.
- Revisar si hay deficiencia de vitaminas y minerales, también en sangre.
- Gastroscopia para revisar si hay gastritis atrófica y otros.

LA PRUEBA DEL BICARBONATO

Esta es una prueba casera y fácil de hacer en casa que te puede ayudar a identificar esta condición. El objetivo es obtener una indicación aproximada de si tu estómago está produciendo cantidades adecuadas de ácido clorhídrico.

¿Cómo realizar la prueba?

Se recomienda hacerlo durante tres mañanas seguidas en ayunas.

→ Mezcla ½ cucharadita de bicarbonato de sodio en un vasito de agua.
→ Bebe y cronometra el tiempo que tardas en hacer el primer eructo.

Si tu estómago está produciendo cantidades adecuadas de ácido, el eructo puede salir en los primeros 2 o 3 minutos.

Más de 5 minutos (o si no hay eructo) sugiere un nivel bajo de ácido clorhídrico.

La teoría es que el bicarbonato de sodio combinado con el ácido del estómago produce dióxido de carbono (CO_2), lo que hará eructar: por lo tanto, a menos acidez estomacal, menos posibilidad de eructar.

Esta es una prueba casera que podemos ir haciendo en casa, pero que no es cien por cien diagnóstica. Nos permite tener una idea, pero siempre será necesario evaluar y confirmar este diagnóstico por un profesional especializado o médico; sin embargo, ya con esto puedes ir haciéndote una idea e ir tomando medidas a nivel dietético.

> Al final del libro, en el apartado de mantenimiento (cap. 7, p. 203), te explico más en detalle algunos consejos que puedes llevar a cabo para mejorar la condición gástrica.

El intestino delgado

Y aquí sigue la magia. Llegamos a este maravilloso órgano y el protagonista de este libro, ya que **cuando hablamos de SIBO, nos referimos principalmente a ese sobrecrecimiento en el intestino delgado**, y a veces también en el intestino grueso. Vayamos paso a paso.

El intestino delgado, con sus siete metros de longitud, se dobla cual serpiente de un lado a otro para finalmente desembocar en el intestino grueso. Este tubo está dividido en tres partes: duodeno, yeyuno e íleon (esta última parte conecta con el intestino grueso).

En el intestino delgado hay mucha chicha y de la buena. Mientras que en el estómago se trituran a conciencia todos los alimentos, aquí comienza la acción de nutrirnos.

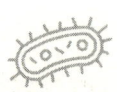 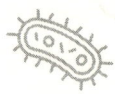 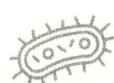

¿A qué nos referimos con barrera intestinal?

La superficie de la mucosa intestinal es la siguiente barrera que tiene tu sistema digestivo. Está revestida por una capa de células epiteliales que crean una barrera efectiva entre el medio interno y el medio externo, y sus dos funciones principales son:

- Terminar de digerir lo que le llega del estómago y absorber los nutrientes que tu cuerpo necesita para funcionar. Para poder absorber estos nutrientes, la pared está llena de vellosidades intestinales, que son una especie de filamentos en forma de dedos que sobresalen de las paredes del intestino y que funcionan como una barrera.

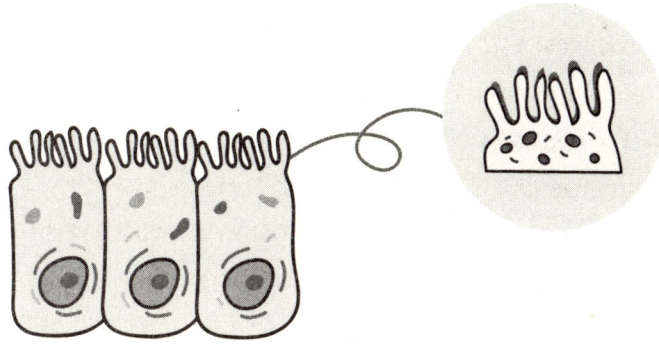

- Actuar como un auténtico muro de protección capaz de impedir que sustancias nocivas, toxinas y microorganismos patógenos (bacterias, virus, hongos…) pasen directamente a la sangre.

Claro, en un intestino sano, estas paredes tienen una permeabilidad selectiva y dejan pasar a la sangre solamente aquello bueno que tu organismo necesita, como si de un filtro selectivo se tratara. Imagínatelo como si fuera el control de policía en un aeropuerto, verificando si las cosas que llevas en la maleta son seguras para subirlas al avión o no.

La barrera intestinal forma parte de la primera línea de defensa y desempeña un papel clave en la protección inmunitaria del organismo.

El problema viene cuando el intestino empieza a desequilibrarse porque no está en buenas condiciones y permite que se cuele a la sangre tanto lo bueno como todo lo malo o nocivo para nosotros.

Esto vendría siendo lo que llamamos **permeabilidad intestinal aumentada**. Muchos hacen un símil con un colador o un intestino «agujereado», pero, aunque no es un término del todo correcto, quizá te ayude mejor a hacerte una idea.

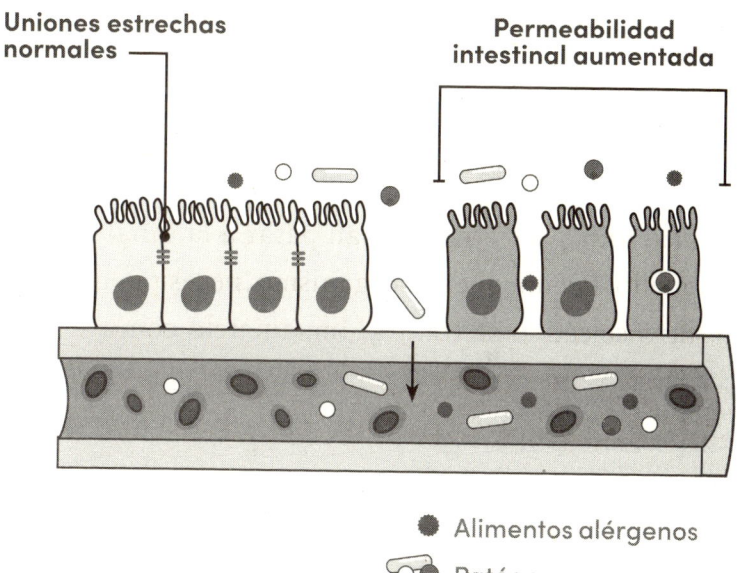

La alteración en las funciones de esta barrera favorece el paso de sustancias a la sangre que, en condiciones normales, no deberían absorberse. Al final, el resultado es una sobreactivación del sistema inmunitario, con su consiguiente inflamación. Mantener a tu sistema inmune de esta manera puede desencadenar en un gran abanico de trastornos y enfermedades, no solamente digestivas, como la enfermedad inflamatoria intestinal o el síndrome de intestino irritable, sino también otras patologías extradigestivas como enfermedades autoinmunes (artritis reumatoide, celiaquía, diabetes tipo 1, lupus, Crohn...), desórdenes neurológicos (autismo, TDAH, depresión, migrañas...), etc.

Si hablamos de SIBO, habrá que tener muy en cuenta en todo el tratamiento la **recuperación de la barrera intestinal**.

El gran trío

A medida que los alimentos van avanzando por el intestino delgado, la digestión no se completaría sin la ayuda e intervención de este trío: el hígado, el páncreas y la vesícula biliar.

- El **hígado** lo conocerás principalmente por ser el órgano detoxificador por excelencia de nuestro cuerpo, pero además de esta y otras funciones, fabrica bilis, una sustancia que ayuda a digerir las grasas durante la digestión.
- La **vesícula biliar** almacena la bilis hasta el momento en el que se la necesita. Cuando el estómago y el intestino digieren los alimentos, la vesícula biliar libera bilis a través de un tubo llamado conducto biliar.
- El **páncreas** no solo produce los jugos pancreáticos, que contienen enzimas que ayudan a digerir las proteínas, las grasas y los hidratos de carbono, sino que también está encargado de la producción de hormonas (como la insulina y el glucagón) para la regulación del metabolismo.

HÍGADO, VESÍCULA BILIAR Y PÁNCREAS

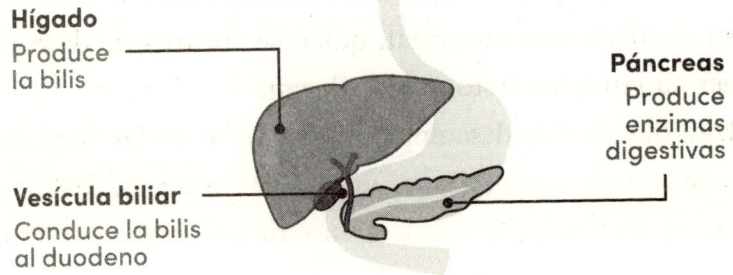

El intestino grueso

Vamos llegando al final del recorrido. Próxima y última estación, ¡el intestino grueso!

El intestino grueso mide aproximadamente un metro y, a diferencia del intestino delgado, este no tiene vellosidades porque la mayoría de los nutrientes ya han sido absorbidos en el intestino delgado. Sin embargo, **el intestino grueso contiene más bacterias que células hay en todo el cuerpo; aquí es donde encontramos a nuestra microbiota intestinal.**

Al intestino grueso pasan los alimentos no digeridos y algo de agua. Cuando llegan aquí, el proceso de absorción de nutrientes está casi finalizado, y digo «casi» porque una de las funciones de nuestra microbiota será la de aprovechar aún más la absorción de nutrientes que nuestro cuerpo no ha sido capaz de extraer. Imagínate la importancia que tiene tener una microbiota sana y equilibrada.

El intestino grueso es la última pieza del puzle digestivo y está formada por el ciego, el colon, el recto y el ano. Se encarga de absorber todo aquello que el intestino delgado no puede absorber. Pero, además, parte importante que hay que destacar, aquí es donde viven nuestras bacterias intestinales o microbiota intestinal, quien se encarga de descomponer aún más los restos que le llegan.

Este material se descompone por medio de las bacterias existentes y finaliza en la formación de tus heces. Estas heces se acumulan en el recto y, posteriormente, se expulsan mediante el ano, dando fin al trabajo del sistema digestivo. Y aquí, nunca mejor dicho, ¡nos lavamos las manos!

Como ves, todos los órganos involucrados en el sistema digestivo tienen algún papel importante en el proceso de digestión.

El mal funcionamiento y desequilibrio de cualquiera de los órganos involucrados en el sistema digestivo puede afectar a nuestra digestión y provocarnos malestar. Por eso, siempre recalco que no solamente debemos enfocarnos en un órgano, sino en todo su conjunto.

2. HABLEMOS DE «BICHITOS». ¿CUÁNDO EMPEZÓ EL PROBLEMA?

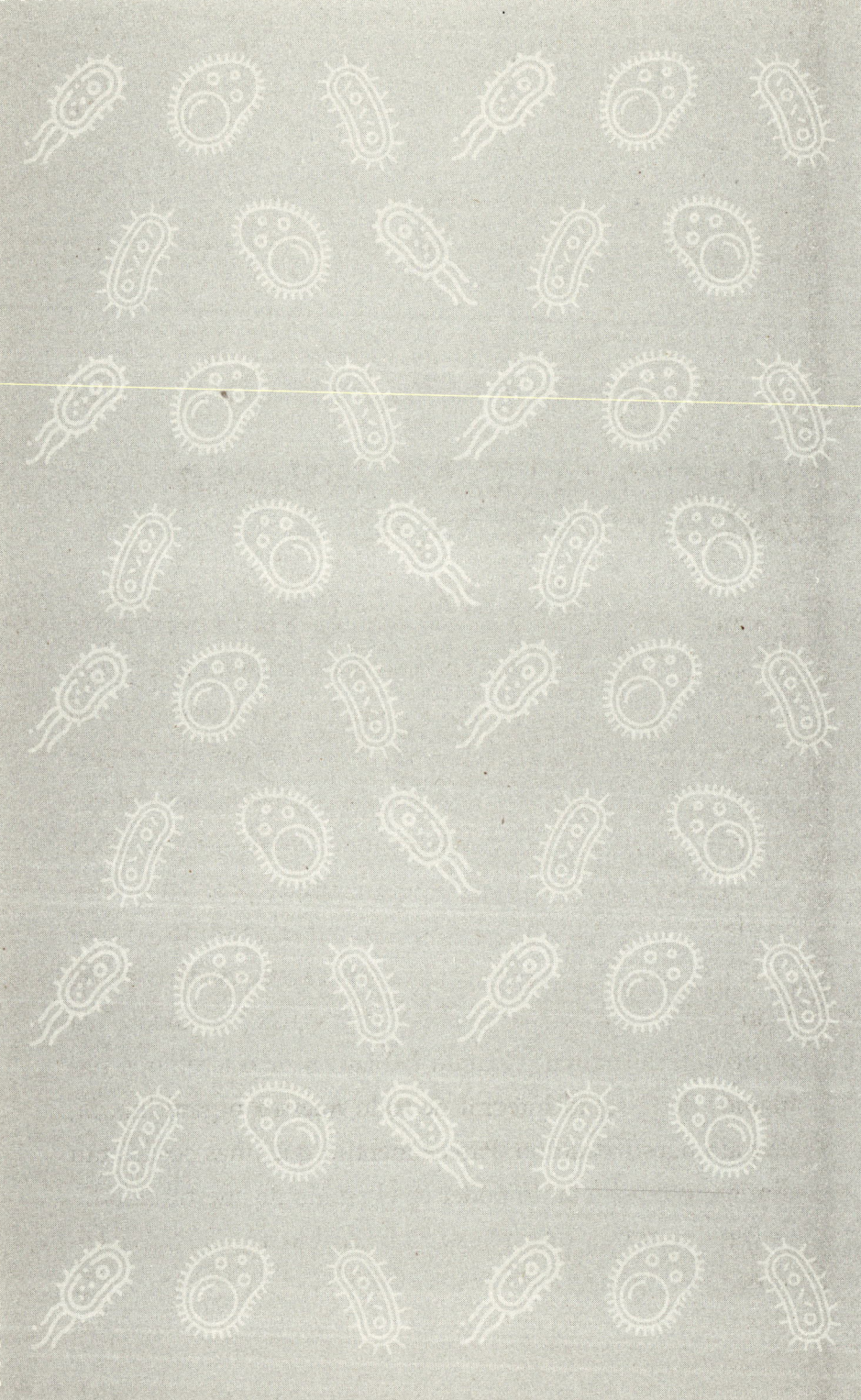

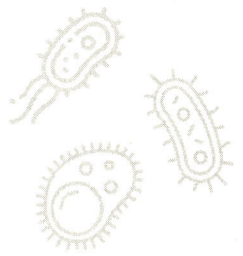

LA MICROBIOTA Y EL INMENSO UNIVERSO DENTRO DE TI

Seguramente, si te digo las palabras *flora intestinal*, te suene de esos famosos anuncios de la tele con personajes que, yogur en mano, te prometían que si te comes uno al día nunca más tendrás problemas para ir al baño, ¿verdad? Cabe destacar que no es oro todo lo que reluce y que un yogur puede ayudar a una persona sana, pero si hay trastornos o problemas digestivos, no es una solución para nada adecuada. Pero esto lo dejo para más adelante, ¡que me enrollo!

El caso es que aunque el término *flora intestinal* no es del todo correcto, todavía en la actualidad se usa para aludir a la microbiota intestinal. **Cuando hablamos de microbiota, hablamos de la salud integral de todo nuestro organismo.** Sí, de todo nuestro cuerpo. Parece mentira que unas cositas tan diminutas tengan tanto poder en el estado de nuestra salud.

Pero ¿qué es exactamente la microbiota? Es el conjunto de microorganismos, o, más bien, un universo entero de microorganismos, que viven en nuestro cuerpecito, pero no solamente bacterias, sino también virus, arqueas, hongos, parásitos y protozoos. Piensa en él como si fuera un ecosistema en miniatura.

Según algunos estudios, la población microbiana del intestino humano incluye unos 100 billones de bacterias de entre 500 y 1.000 especies distintas, es decir, que tenemos diez veces más microorganismos intestinales que células formadoras de tejidos en el cuerpo. No sé a ti, pero a mí me parece algo increíble y ¡difícil de imaginar!

Todos estos microbios viven en equilibrio, también llamado **simbiosis**, vamos, en paz y en armonía entre todos y con el resto del cuerpo. No buscan estar en guerra, el problema se lo traemos nosotros (o más bien, nos lo traemos nosotros, porque no dejamos de hablar de la microbiota de cada uno). Y esto es así cuando todo va bien; más adelante, veremos qué pasa cuando algunos microorganismos no tan buenos andan por ahí en exceso porque han visto la oportunidad. La calma se va a tomar vientos y empieza el «sálvese quien pueda y como pueda».

Cuando hablamos de microbiota, solemos pensar solamente en la microbiota intestinal, que, aunque tiene el principal peso en nuestro organismo, no es la única.

El cuerpo también tiene otras cuatro microbiotas principales: respiratoria, cutánea, urogenital y bucal. En conjunto, forman el microbioma humano, los billones de bichitos o microorganismos que viven dentro de tu cuerpo y sobre él.

Mientras que la composición de la microbiota varía mucho entre las diferentes partes de tu cuerpo, las funciones que lleva a cabo en todas ellas son parecidas.

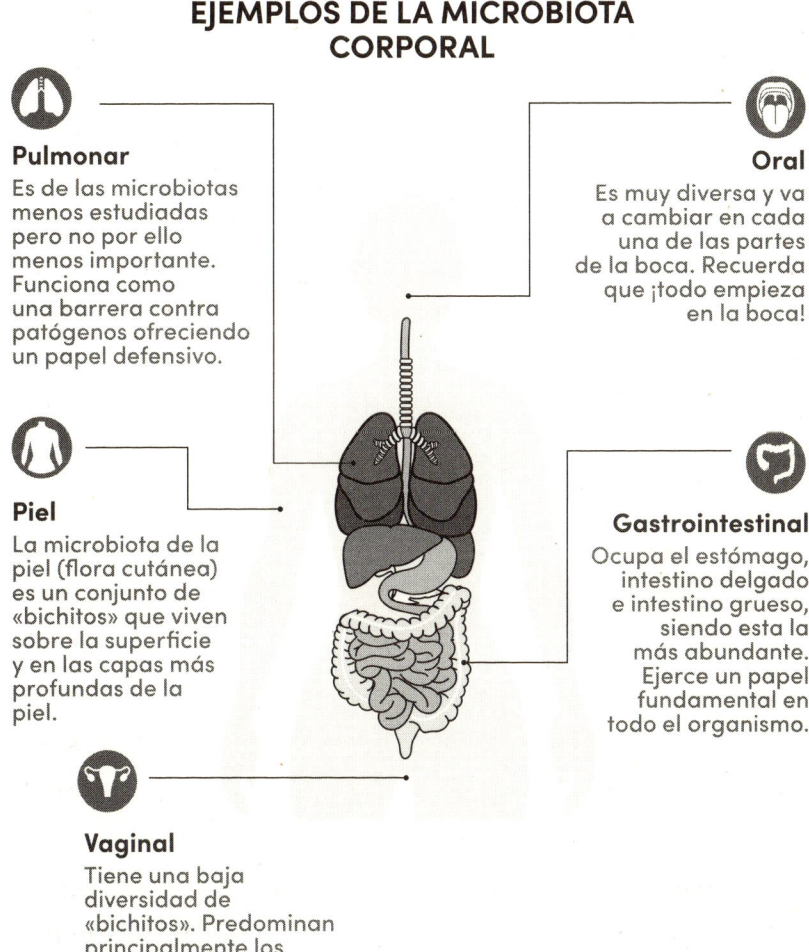

EJEMPLOS DE LA MICROBIOTA CORPORAL

Pulmonar
Es de las microbiotas menos estudiadas pero no por ello menos importante. Funciona como una barrera contra patógenos ofreciendo un papel defensivo.

Oral
Es muy diversa y va a cambiar en cada una de las partes de la boca. Recuerda que ¡todo empieza en la boca!

Piel
La microbiota de la piel (flora cutánea) es un conjunto de «bichitos» que viven sobre la superficie y en las capas más profundas de la piel.

Gastrointestinal
Ocupa el estómago, intestino delgado e intestino grueso, siendo esta la más abundante. Ejerce un papel fundamental en todo el organismo.

Vaginal
Tiene una baja diversidad de «bichitos». Predominan principalmente los *Lactobacillus*.

No hay suficiente libro para explicar la importancia de esta comunidad de vecinos, de verdad. Intentaré resumirte algunas de sus funciones principales para que entiendas este complejo mundo de la manera más práctica posible.[1]

¿Qué funciones tan importantes pueden tener estos diminutos seres?

- **Desarrollar y estimular al sistema inmunitario.** Cuando nacemos nuestro sistema inmunitario no es capaz de reconocer lo que es propio de lo ajeno o no conocido. La microbiota lo que va a hacer es «entrenar» a tu sistema inmunitario para que este sepa atacar aquello que es «extraño» y haya que eliminar.
- **Digestión y metabolización de alimentos.** Como ya hemos adelantado antes, hay componentes de ciertos alimentos que nosotros o, mejor dicho, nuestras enzimas no somos capaces de digerir, por lo que pasan intactos al colon o intestino grueso (que es donde se alberga nuestra microbiota intestinal). Aquí la microbiota se los zampa bien a gusto y los fermenta, dando lugar a com-

[1]. De todas formas, déjame mencionarte a cuatro mujeres especialistas y muy cracks en el mundo de la microbiota y de las que seguro que puedes aprender muchísimo con sus libros: Mar Alonso (naturópata, experta en medicina ambiental y especialista en biofísica cuántica), *Pon a tono tu microbiota*; doctora Sari Arponen (doctora en Ciencias Biomédicas), *¡Es la microbiota, idiota!*; doctora De la Puerta (cirujana), *Un intestino feliz*; doctora Olalla Otero (bióloga), *El revolucionario mundo de los probióticos*; Asun González (bióloga especialista en medicina funcional), *¿Tú también tienes SIBO?*; y Lucía Redondo (dietista-nutricionista).

puestos beneficiosos para nosotros, como es el caso de los ácidos grasos de cadena corta (acetato, propionato y butirato), que refuerzan las barreras de tu intestino, o, dicho de otra manera, refuerzan los ladrillos de nuestras paredes intestinales, bloquean a los patógenos o «malos» y sirven como gasolina para las células del intestino, ayudando a disminuir la inflamación. Vamos, ¡casi nada!

- **Barrera protectora en todo el cuerpo ante «los malos» o también llamados patógenos.** Los bichitos «buenos» ocupan un espacio físico y funcional, lo que evita que otros microorganismos «malos» lo ocupen. Además, ciertas bacterias son capaces de generar sustancias antimicrobianas que atacan a los patógenos, por eso nos interesa tanto mantenerlas fuertes y en equilibrio, para que nos sigan defendiendo ante ataques.
- **Mantener saludable y fuerte nuestra barrera intestinal.** Una microbiota sana es clave para producir una capa de mucus o moco protector que evitará que se produzca un aumento de la permeabilidad intestinal. Recuerda que un crecimiento de la permeabilidad intestinal o el llamado *intestino agujereado* es la base de la mayoría de los desequilibrios y patologías actuales.
- **Producción de vitaminas.** El género *Lactobacillus*, por ejemplo, tiene la capacidad de sintetizar metabolitos esenciales tales como la vitamina B12. Una gran parte del ácido gamma-aminobutírico (GABA), un neuro-

transmisor que modula la actividad neuronal y ayuda a equilibrar el sistema nervioso central, es producido por las bacterias de nuestro intestino, especialmente *Bifidobacterium* y *Lactobacillus*.

De todas las microbiotas de tu cuerpo, la microbiota intestinal es la más estudiada porque es donde se encuentran la inmensa mayoría de los microorganismos de tu cuerpo (el 80 por ciento de la microbiota del cuerpo está en el intestino), y sus funciones, tal y como veíamos anteriormente, afectan no solo a tu salud digestiva e inmunitaria, sino también al buen funcionamiento de otros órganos de tu cuerpo que, aunque de entrada no guardan una relación aparente con tu intestino, resulta que sí la tienen, y además es directa. Es el caso del corazón o el cerebro.

TIPOS DE MICROBIOTA INTESTINAL

Microbiota protectora. Su función principal es la de **proteger e impedir la colonización de invasores patógenos**, un equipo de policías preparados para ocupar el espacio para que no esté disponible para «los malos». También ayuda a mantener la barrera intestinal en buen estado y fuerte.

Algunos de los grupos de microorganismos que la forman son:

- *Lactobacillus*
- *Bifidobacterium*
- *Bacteroides*

Microbiota inmunomoduladora. Quizá no hayas oído mucho sobre esta, pero no por ello es menos importante, al revés, **es fundamental para la inmunidad,** tanto localmente en el intestino como globalmente en todo el organismo al ayudar a modular la inflamación.

Algunos de los grupos de microorganismos que la forman son:

- *Enterococcus faecalis*
- *Escherichia Coli*

Microbiota muconutritiva. Su función principal es la de **mantener la estabilidad y calidad de la capa de mucus.** El mucus o moco intestinal, además de lubricar y favorecer el tránsito intestinal, protege la mucosa y alberga gran parte de la microbiota.

Algunos de los grupos de microorganismos que la forman son:

- *Faecalibacterium prausnitzii*
- *Akkermansia muciniphila*

Microbiota proteolítica y otros. Estos serían conocidos como los microorganismos «malos», pero déjame aclararte que, aunque los llamemos así, esto no significa que su presencia sea mala y que haya que arrasar con ellos; al revés, en equilibrio tienen una serie de funciones como la digestión de las proteínas.

Algunos de estos microorganismos son:

- *Coli Biovare*
- *Clostridium*
- *Pseudomona*
- *Enterobacter*
- *Klebsiella*

Y luego hay otros, como **los hongos y las levaduras**. La más conocida es la temida *Candida albicans*, pero que no siempre es mala y también tiene sus funciones en el organismo: entre otras, la de participar en el metabolismo de los hidratos de carbono. El problema vendrá cuando se transforma de su forma de levadura o normal a forma patógena o invasora.

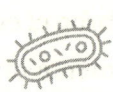 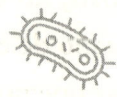 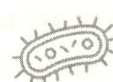

CUANDO LA MICROBIOTA SE DESEQUILIBRA. ¡PREPARADOS PARA EL COMBATE!

Disbiosis y eubiosis ¡¿qué?!

Si crees que tus bichitos y la composición de estos es estática y siempre la misma, estás equivocado. De hecho, la composición de tu microbiota se va a ver alterada por diversos factores como la alimentación, un viaje, el nuevo trabajo que te tiene estresado, tu propio sistema inmune, etc. Todas estas cosas pueden influir en la composición de tus bichitos. ¡Puede cambiar de hoy para mañana!

¿A qué nos referimos con disbiosis y eubiosis? Cuando hablamos de equilibro intestinal, estos dos términos, que resultan esenciales, son antagonistas: o hablamos de uno o hablamos del otro.

En el caso de la eubiosis, nos referimos al estado de equilibrio y calma del ecosistema intestinal. Sin embargo, cuando el equilibrio de este ecosistema se altera, la microbiota deja de realizar sus funciones y aquí se arma la marimorena. Esto es lo que se conoce como *disbiosis*. De hecho, **el SIBO es un tipo de disbiosis, no es una infección, por lo que no se trata de erradicar sino de equilibrar el ecosistema.**

Es importante remarcar que no solamente puede haber una disbiosis porque haya un sobrecrecimiento de bacterias y otros microorganismos, sino por otros cambios específicos en la microbiota; vamos, que se puede dar por otras razones que no sea solo un SIBO:

- **Por una disminución en la cantidad de bacterias beneficiosas en el intestino,** como por ejemplo: *Lactobacillus, Bifidobacterium* y *Faecalibacterium prausnitzii*. Sabiendo las funciones principales de la microbiota y sus beneficios, podemos entender que si esta comunidad disminuye, el impacto que tiene en nuestro cuerpo y en nuestra salud integral es importante. Al disminuir estas que son defensivas, permitirán el paso a bacterias patógenas y oportunistas. Por lo que la liada ¡puede ser grande!
- **Por una pérdida de diversidad microbiana en general.** Cuanto mayor sea la diversidad de microrganismos que habite en nuestra microbiota, mejor se encontrará esta, lo que a la larga se traducirá en mejor estado de salud.
- **Por un aumento del equipo «malo» o patógenos.** Ya veíamos que estos microorganismos, cuando todo va bien y se encuentran en estado normal, tienen funciones positivas. El problema viene cuando sobrecrecen porque las «defensoras» seguramente no estén tan fuertes esta vez. Es el ejemplo de la conocida *E. Coli.* patógena o la *Clostridium*.
- **Por un sobrecrecimiento de microorganismos.** Y aquí es donde entra el sobrecrecimiento bacteriano, de arqueas, hongos.

¿Cuáles pueden ser las causas de la disbiosis intestinal?

Muchas son las causas que pueden llevarte a una disbiosis, pero de manera general te las resumo en:

- **La alimentación.** No diré que es el factor más importante, pero sí uno de los que más impacto tienen. Por supuesto que basar nuestra alimentación en productos procesados, ricos en azúcares y harinas refinadas y muy pobres en nutrientes alimentará a la «tropa patógena», haciéndola más fuerte y disminuyendo la diversidad de nuestras bacterias.
- **Una baja ingesta de MAC** *(microbiota accesible carbohydrates)*, o, lo que viene siendo lo mismo, fibra prebiótica, que podemos encontrar principalmente en verduras y hortalizas, frutas y legumbres, reduce la cantidad de nutrientes disponibles para las bacterias beneficiosas en el intestino, lo que puede disminuir su diversidad y favorecer el crecimiento de microorganismos no tan amables. Esto puede acabar debilitando sus funciones protectoras, digestivas y de apoyo inmunitario.
- **Medicamentos.** Cabe destacar el uso de los antibióticos, protectores gástricos, antiácidos, hormonales o antiinflamatorios. El exceso de la toma de estos medicamentos tiene un impacto directo en el ecosistema de nuestra microbiota.

- **Otros hábitos de vida.** Ni qué decir del estrés crónico, que es uno de los males modernos. Entender que existe un eje intestino-cerebro y que este tiene un papel fundamental en nuestra salud es clave para mantener una microbiota sana. Otros hábitos que pueden fallar en una disbiosis sería un mal descanso nocturno y la falta de ejercicio.
- **La genética y otras enfermedades.** Condiciones inflamatorias crónicas, diabetes mellitus, patologías hepáticas, obesidad y más.

Consecuencias de la disbiosis intestinal

→ **Problemas digestivos** como diarrea o estreñimiento, gases, síndrome del intestino irritable, enfermedad inflamatoria intestinal, etc.
→ **Déficit de nutrientes.**
→ **Problemas metabólicos** como obesidad, diabetes o resistencia a la insulina.
→ **Problemas del sistema inmunológico** como infecciones, enfermedades autoinmunes, etc.
→ **Problemas dermatológicos** como la rosácea, dermatitis, acné o la psoriasis.
→ **Problemas neurológicos** como ansiedad y depresión.

> → **Alergias, intolerancias y sensibilidades alimentarias.**
> → **Otras enfermedades** como las cardiovasculares o el cáncer.

Aunque me enfoque más en la disbiosis intestinal, cabe recordar que es importante evaluar la posibilidad de otras disbiosis en el organismo, ya que el equilibrio microbiano de diferentes áreas del cuerpo está interconectado. A modo de mención, **¿qué otros tipos de disbiosis pueden estar dándose y conviene revisar en casos de SIBO?**

- **Disbiosis oral.** Aunque los cambios en la microbiota oral pueden influir directamente en la salud sistémica o de todo tu organismo, algunos de los desequilibrios que pueden aparecer son: llagas, aftas, mal aliento, gingivitis...
- **Disbiosis vaginal.** En las mujeres, la microbiota vaginal es crucial para prevenir infecciones y mantener el pH adecuado. Una disbiosis en esta zona, como una disminución de *Lactobacillus*, puede llevar a infecciones recurrentes como vaginosis bacteriana o candidiasis.
- **Disbiosis cutánea.** La microbiota de la piel actúa como una barrera de defensa. Alteraciones en el equilibrio de estas bacterias pueden favorecer afecciones cutáneas como dermatitis, acné y psoriasis.

- **Disbiosis respiratoria.** Menos conocida, pero se ha observado que cambios en la microbiota de las vías respiratorias pueden influir en el desarrollo de enfermedades como el asma y las alergias.

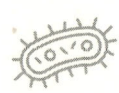 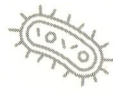 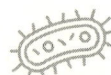

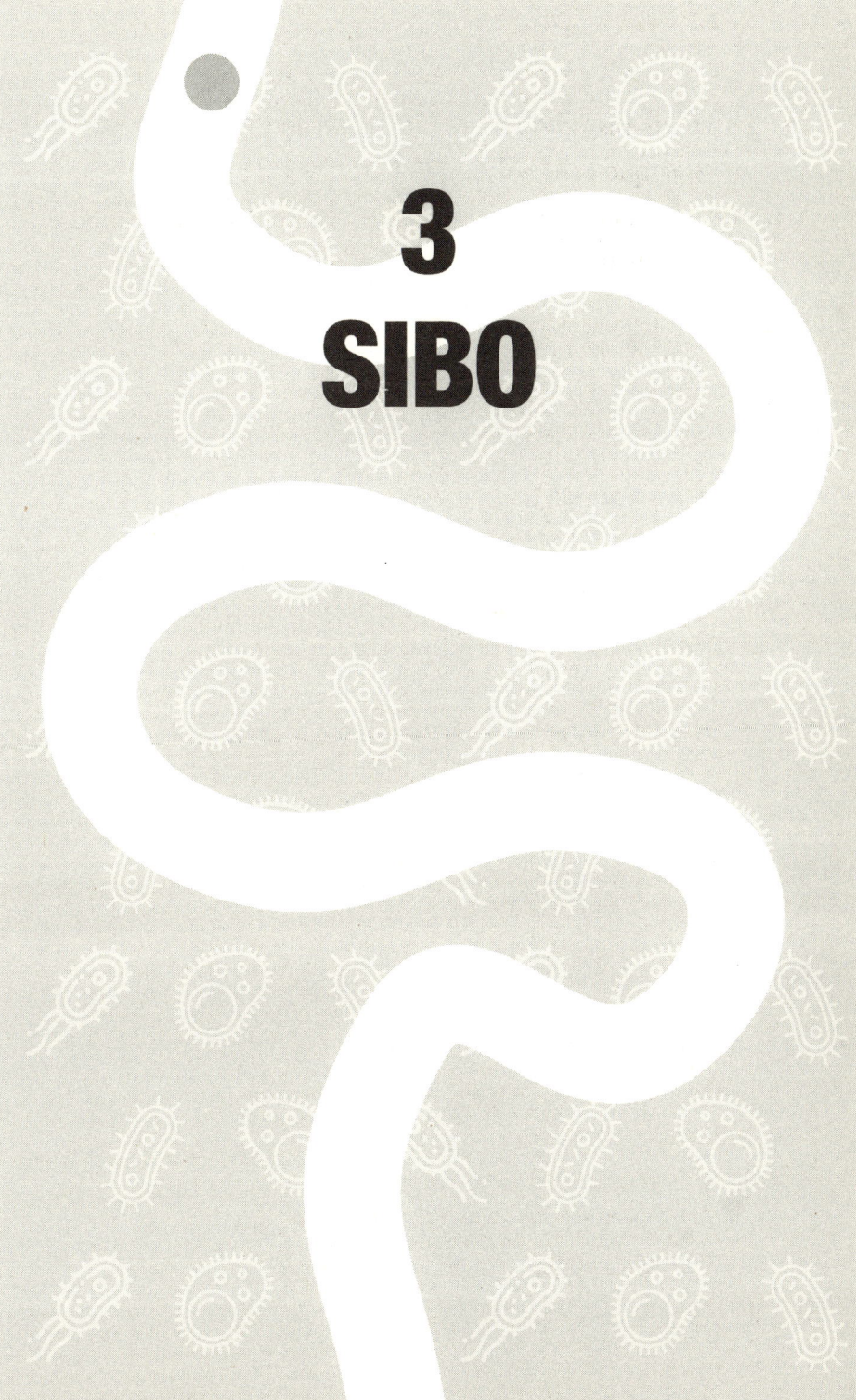

3
SIBO

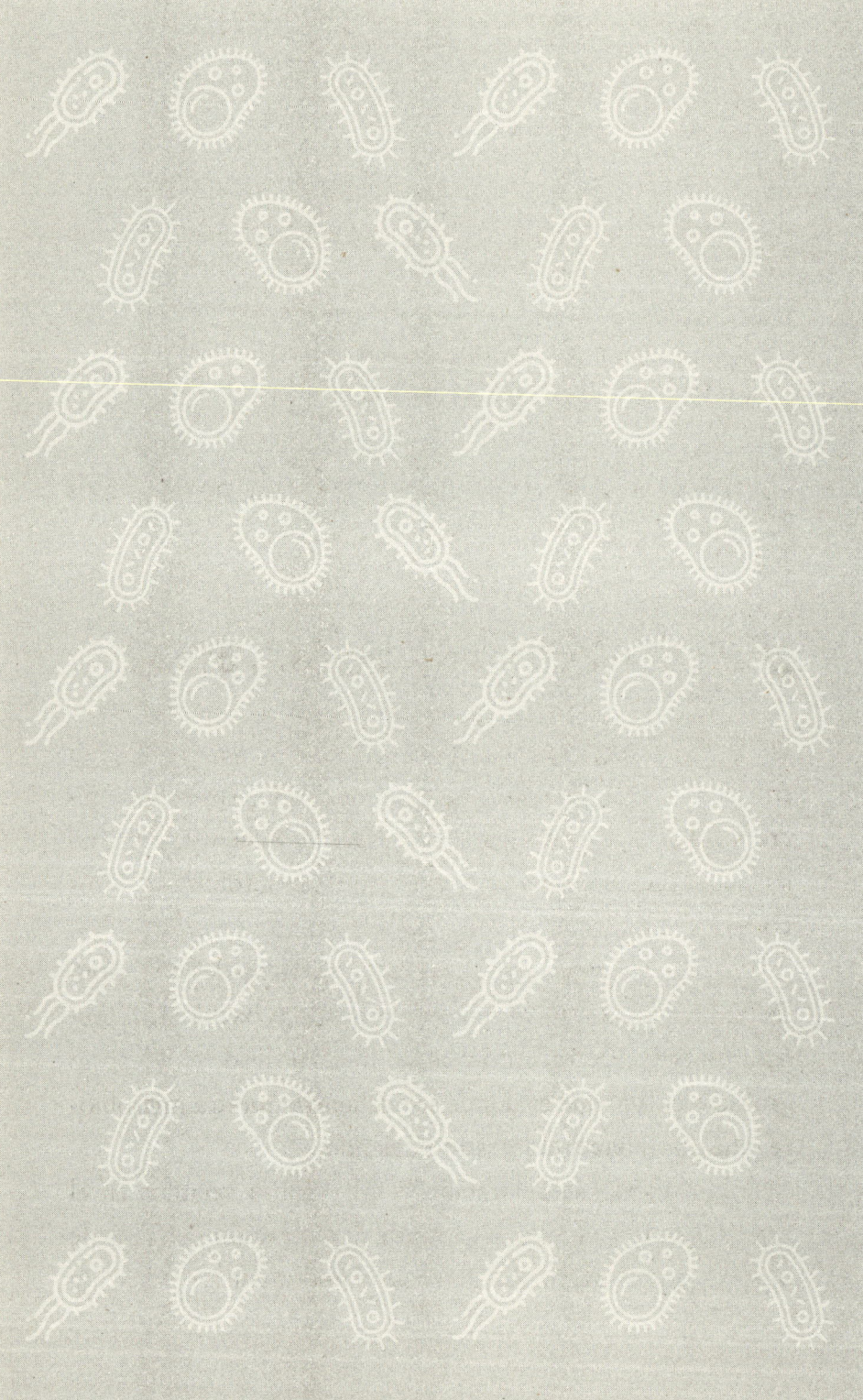

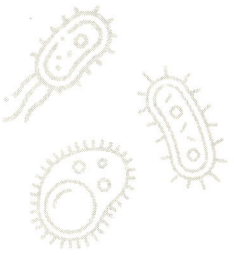

¡Y ahora es cuando nos arremangamos y nos ponemos manos a la obra! ¡Venga, va!

¿QUÉ NARICES ES ESO DEL SIBO?

De manera megaoficial, vamos, *in English*, vendría siendo *small intestinal bacterial overgrowth*, y en español, **sobrecrecimiento bacteriano en el intestino delgado**, pero, ojo, no solo de bacterias, sino también de otros microbios distintos como son las arqueas o los hongos.

Vamos, que en un sitio como es el intestino delgado, donde lo normal es que no haya un exceso de bacterias, se genera un sobrecrecimiento porque migran desde el intestino grueso o colon, que es donde se encuentra nuestra microbiota intestinal, hacia el intestino delgado.

Solo a modo de aclaración y tal y como veíamos en el capítulo anterior, **ya solamente una alteración del tipo de bichitos que viven en nuestros intestinos puede ser suficiente**

para provocar síntomas, por lo que muchas veces podemos mezclar y confundir síntomas digestivos con los del SIBO.

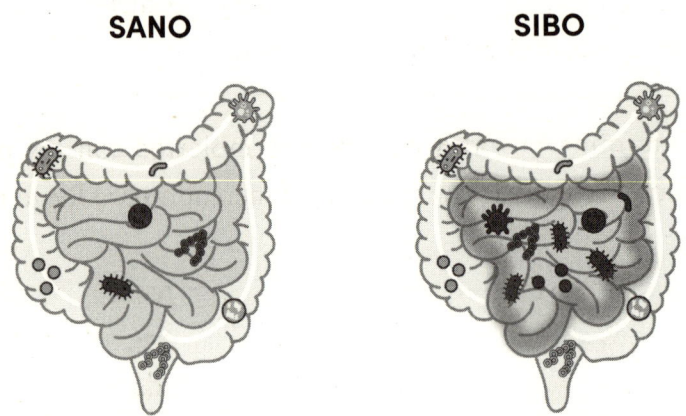

El SIBO es una disbiosis, un desequilibrio en la microbiota, no es una infección.

Y en este libro verás que insistiré mucho en no quedarte solamente con «matar» a este exceso de bichitos, sino que se trata de mejorar el espacio en el que viven, de equilibrar el ecosistema, de hacerlo más fuerte para que así se les quiten las ganas de seguir ocupando ese espacio.

Mira, te pongo un ejemplo (¡adoro los ejemplos! y creo que si te haces una idea visual, puedes llegar a entenderlo mejor). Llevas varios años sin ir a la casa del pueblo, que ha estado todo ese tiempo cerrada y sin limpiar, y este verano decides ir. Pero cuando entras te das cuenta de que los bichos (hormigas, cucarachas y moscas) han inundado el territorio y se encuentran por todos sitios, las cañerías están atascadas y oxidadas, hay grietas en las paredes… ¡Dios mío, que no cunda el pánico!

Tic, tac, tic, tac, ¿qué crees que sería lo mejor si lo que quieres es pasar el verano en esta casa?

a. Exterminaría todos esos bichos molestos con los productos más fuertes y tóxicos del mercado para luego meterme a vivir allí.

b. Exterminaría todos esos bichos molestos con productos potentes y especializados para ese tipo de bichitos, mientras voy limpiando y reparando toda la casa para que esos bichos no vuelvan a aparecer por allí.

Creo que la opción ideal sería la b, ¿no? Si matas a los bichos, pero la casa sigue estando sucia, con agujeros por donde puedan colarse otros nuevos, y muchas de sus partes siguen agrietadas y sin funcionar, ¿no crees que tienes todas las papeletas para que esos bichos vuelvan a aparecer? Me temo que sí.

Parece un ejemplo tonto, pero lo mismo pasa en tu cuerpo. Si el entorno está sucio y parte de la maquinaria no funciona correctamente, por mucho que le metas antibióticos convencionales o naturales a diestro y siniestro, posiblemente ese SIBO no mejore o haya recaídas a medio o largo plazo.

Es necesaria una mirada integrativa para tratar el SIBO. La medicina integrativa combina enfoques convencionales y terapias complementarias para tratar no solo los síntomas, sino las causas subyacentes del SIBO, así como el bienestar general de la persona.

PERO ¿POR QUÉ A MÍ? EMPEZANDO A DESGRANAR EL TEMA

El SIBO comparte muchos síntomas con el SII (recordemos, síndrome del intestino irritable) y otras disbiosis. De hecho, el SIBO es potencialmente responsable de un gran porcentaje de los casos de SII. Este es un trastorno que implica una alteración del eje intestino-cerebro, que es la vía de comunicación entre tu cerebro y tu intestino. Una alteración en esta conexión comporta síntomas gastrointestinales como cambios en el ritmo intestinal y en la consistencia (estreñimiento, diarrea, alternancia diarrea/estreñimiento), dolor abdominal, gases, etc. Por desgracia, suele ser un diagnóstico que se da a muchas personas a las que acaban sentenciando con la etiqueta de «colon irritable» de por vida por, tras haber descartado otras patologías graves, no saber de dónde puede venir la cosa.

Aunque muchas veces se entremezclan los síntomas, **distinguir entre ambas disbiosis será importante para tener claro qué causa los síntomas y poder empezar a tratar desde ahí.**

Cierto es que antes de abordar un SIBO es importante revisar si hay *red flags* o señales de alarma que pudieran indicar una patología grave o situaciones que puedan estar provocando estos síntomas y, por lo tanto, nos confundan en el diagnóstico, tales como celiaquía, EII (enfermedad inflamatoria intestinal), diverticulitis o diverticulosis, infección por parásitos, insuficiencia pancreática exocrina, etc.

Pero una vez que hayamos descartado estas patologías y ya centrados en el SIBO, algunas de las causas principales, de las que poco a poco te iré hablando y explicando a lo largo del libro, son:

- Intoxicación alimentaria o SIBO postinfeccioso (suele ser la más frecuente).
- Déficit en la producción de ácido gástrico (hipoclorhidria), de bilis y de enzimas pancreáticas.
- Otros tipos de disbiosis o desequilibrios en nuestra microbiota: sobrecrecimiento de parásitos, proteolíticas, firmicutes en exceso y otros microorganismos «buenos» en déficit.
- Consumo excesivo de fármacos (antibióticos, antiácidos, antiinflamatorios, etc.).
- Enfermedades: celiaquía, enfermedad de Crohn, hipotiroidismo...
- Estrés crónico: empeora el funcionamiento digestivo (falta de enzimas, ácido clorhídrico...), mal descanso...

- Alimentación proinflamatoria acompañada de muchas comidas al día.
- Factores anatómicos: obstrucciones intestinales o cirugías en el intestino, cirugías bariátricas.
- Alteraciones del CMM o complejo motor migratorio (por lo anterior o por otros motivos). ¡Espera! Nos detenemos aquí porque puede que este término te haya sonado muy raro, y esta parte es importante.

TIENES UNA MÁQUINA DE LIMPIEZA EN TU SISTEMA DIGESTIVO

Si tu intestino no se limpia como debería, ¿crees que podrás librarte del SIBO correctamente? Pero no empecemos la casa por el tejado: ¿qué es el CMM o complejo motor migratorio?

Después de realizar cada comida se activa sin que te des cuenta una «patrulla de limpieza» en el estómago y en el intestino. El intestino tiene unos músculos que se mueven de vez en cuando de manera involuntaria para empujar cualquier resto de comida o bacterias hacia fuera. Estos movimientos son suaves y regulares, como una escoba barriendo. ¡Es como una rutina de limpieza automática y gratuita que ayuda a que todo a la larga funcione bien! De esta manera, **al dejar nuestro intestino limpio y reluciente** evitamos que pueda aparecer un SIBO u otro tipo de disbiosis.

Recuerdo un ejemplo que vi hace tiempo en un seminario sobre microbiota de Lucía Redondo Cuevas, una crack en SIBO y en microbiota, donde hacía la comparativa de tu intestino con un río. Si el río viene de la montaña, con mucho caudal y fluyendo libremente, ¿cómo crees que estará esa agua? Limpia, con pececitos nadando contentos, sin residuos ni basura e incluso cristalina.

Pero ahora imagínate por un segundo una escena completamente distinta. Un río o incluso una charca, con una fábrica cerca que expulsa residuos y donde el agua no tiene movimiento y permanece estancada, ¿cómo crees que estará esta agua? Seguramente sucia, con olor a putrefacción, muchos bichos y residuos, y con pocos peces contentos y sanos.

El río o charca sería tu intestino y el resultado de que el agua fluya o esté estancada dependerá de tu complejo motor migratorio.

¿Cuándo se activa el CMM?

El CMM se activa mediante una enzima que se llama **motilina** y que es secretada por el estómago y **solo funciona en periodos de ayuno**, es decir, en los momentos en los que no estás comiendo, entre comida y comida. Sus movimientos de limpieza van sucediendo por fases cada 1,5 o 2 horas aproximadamente. ¿Te acuerdas de esos ruiditos que hace tu barriga a veces? Esto vendría siendo que el **CMM** está haciendo su trabajo.

Aunque la duración de todo el proceso depende mucho de cada persona y su tránsito, aproximadamente tiene una duración total de entre 2 y 4 horas.

Además, debemos tener en cuenta que todos hacemos un ayuno nocturno (idealmente, lo mejor sería que dejaras pasar 12 horas entre cena y desayuno, pero eso ya lo hablaremos luego), durante el que se producen varios ciclos seguidos de este proceso y que hace que la limpieza sea más efectiva.

Cada vez que comes, la «patrulla de limpieza» se detiene y se pone a descansar, y da igual lo que comas. Vamos, que si a las dos horas de haber comido tienes hambre y picas algo, el CMM se para y no termina su trabajo correctamente. Es por eso por lo que **estar picando a todas horas, y más si son alimentos procesados o altos en azúcares refinados, es fuente de cultivo para un SIBO.**

Pero hay otras situaciones en las que el CMM también puede verse alterado y dejar de funcionar: estrés, intoxicación alimentaria (gastroenteritis, diarrea...), alteraciones tiroideas, exceso de medicamentos, diabetes, etc.

¿Qué activa el CMM?

- **Espacios de ayuno.** No digo que tengas que hacer ayunos largos para poder mejorar su funcionalidad, pero hacer como máximo tres comidas al día (en algunas personas incluso dos podría ayudar), dejando un espacio de cuatro horas aproximadamente entre comida y comida, sí sería beneficioso.
- También, como te decía, por la noche tienes un espacio largo durante el cual tu cuerpo está haciendo un ayuno sin que te des cuenta. Permitirte **cenar pronto** y dejar entre 12 y 14 horas (si te sienta bien, si no, empieza de manera progresiva y adaptando tu alimentación) entre cena y desayuno puede ser también una buena estrategia para que el CMM complete su ciclo mientras duermes.
- **Los alimentos ácidos y la grasa** favorecen la producción de motilina, que ayudará a estimular los movimientos de limpieza digestivos. Más adelante te daré consejos al respecto.
- **El uso de procinéticos,** que pueden ayudar a mejorar la motilidad. Pero esto lo verás más adelante en el apartado de recuperación de las funciones digestivas.

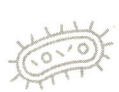 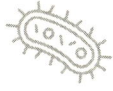 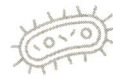

TIPOS DE SIBO

SIBO hidrógeno

Hay mucho debate en referencia a este tipo de SIBO, ya que muchos no lo consideran como tal porque el hidrógeno en realidad es un gas que tiene efectos positivos, pero si se dan síntomas, sí que habría que tratarlo.

Síntomas asociados a SIBO hidrógeno:

- Suelen aparecer gases, hinchazón abdominal, especialmente con el consumo de ciertos alimentos altamente fermentables, como manzanas, peras o alcachofas, que son un tipo de FODMAP. Tranquilo, todo el tema de dieta que llevar a cabo te lo cuento más adelante.
- Eructos, náuseas.
- A la práctica, puedo decir que cuando hay un SIBO hidrógeno claro, suele asociarse con diarrea, sobre todo por la intolerancia a alimentos que genera. Si hay mucho estreñimiento, habría que valorar otro tipo de disbiosis asociada u otra clase de SIBO, como el IMO.
- A veces, también puede producirse pérdida de peso, debido a que no hay una buena digestión y absorción de nutrientes.

SIBO metano o IMO (*intestinal methanogen overgrowth*)

En este SIBO hay un exceso de un tipo de microbios que no son bacterias sino arqueas, unas grandes productoras de metano. Este gas metano enlentece la motilidad intestinal, generando estreñimiento.

Si el sobrecrecimiento es de arqueas, pero en lugar de ser en el intestino delgado es en el intestino grueso, se llama LIBO. Esto es importante tenerlo en cuenta sobre todo a la hora de llevar a cabo el abordaje dietético o el uso de probióticos.

Síntomas asociados a IMO:

- Estreñimiento, es el más característico y el que lo diferencia del resto.
- Gran distensión abdominal. Aunque algunos síntomas como este se comparten con otros tipos de SIBO, en el caso del IMO la hinchazón puede ser más tardía que en el SIBO hidrógeno.
- Gases sin olor y que hacen ruido al expulsarlos.
- Dificultad para perder peso.

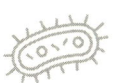
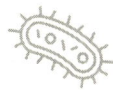
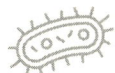

SIBO sulfuro de hidrógeno

Es un tipo de SIBO que hasta hace poquito no se medía en las pruebas de aliento. Se caracteriza por un sobrecrecimiento de bacterias que producen el gas sulfuro de hidrógeno, característico por su fatídico olor, como si de un huevo podrido se tratara. Sí, de esos que asustan.

Comparte muchos de los síntomas de otros SIBO, como es la hinchazón, pero lo que le diferencia principalmente del resto es la predominancia de heces sueltas o diarrea, malolientes, y gases de mucho olor.

Síntomas asociados a SIBO sulfuro de hidrógeno:

- Gases con muy mal olor, como a podrido.
- Dolor o inflamación generalizada a nivel corporal.
- Heces sueltas o diarrea.
- Neblina o confusión mental.
- Mucha falta de energía o fatiga.
- Acné o picores en la piel.
- Suelen sentar mal las plantas o hierbas amargas/hepáticas.
- Reacciones a alimentos altos en sulfuro (más adelante lo explicaremos mejor).

Algo que puede ayudar a identificarlo también es sentir síntomas durante la preparación de la prueba el día anterior. Con otros tipos de SIBO, como el de metano o IMO, la dieta preparatoria del día anterior a la prueba de aliento alivia mucho los síntomas, pero en este caso podemos notar empeoramiento, luego entenderás por qué.

SIBO fúngico o SIFO (small intestinal fungal overgrowth)

En este caso hablamos de un sobrecrecimiento de hongos, siendo la *Candida albicans* la más común, por eso en este apartado me enfocaré más en ella.

Las levaduras, sobre todo la especie *Candida*, se encuentran en el intestino de aproximadamente el 70 por ciento de las personas sanas. Vamos, que tal y como veíamos en el apartado de microbiota, es uno de esos «bichitos» que necesitamos en equilibrio y calma porque, si sobrecrece, deja de ser tan buena amiga y empieza a dar problemas.

Pero ¿es la cándida la mala de la película? No, de hecho, aunque no te lo creas, tiene diversas funciones necesarias para el buen funcionamiento de tu organismo. La cándida vive en nuestra piel, nuestras mucosas y en el intestino en pequeña cantidad, donde, por ejemplo:

- Ayuda a absorber cierta cantidad de metales pesados para que no entren en la sangre.
- Degrada restos de carbohidratos mal digeridos y ayuda a absorber nutrientes.

- Junto con las bacterias, mantiene nuestro equilibrio intestinal y su pH.

El problema no es la cándida en sí, **el problema aparece cuando la cándida cambia el tipo de crecimiento**, es decir, que pasa de crecimiento unicelular en forma de levadura (que es la forma comensal o «normal»), a un crecimiento en forma de hifa o filamentosa (que es la forma invasora).

Cuando está en forma de hifa, la cándida es capaz de infectar y perforar la membrana de la mucosa intestinal. En este estado, además, forma una capa para protegerse, llamada biofilm. Es una protección para ella, para su supervivencia, y que también hace que la erradicación sea más difícil, como en el resto de los SIBO.

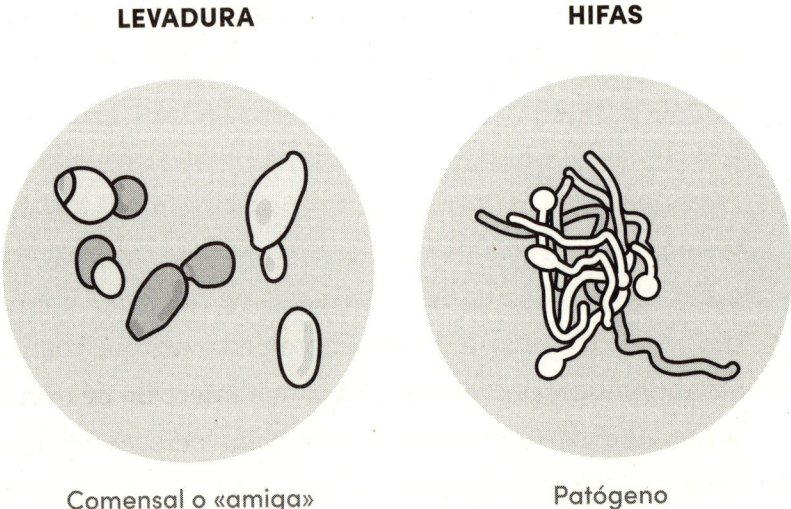

LEVADURA   **HIFAS**

Comensal o «amiga»   Patógeno

Síntomas asociados al SIFO (sobrecrecimiento fúngico):

- Excesiva apetencia por los dulces.
- Periodos de estreñimiento (se suele confundir con IMO y de hecho es bastante común que detrás de un IMO haya un SIFO «escondido») o diarrea.
- Gases e hinchazón abdominal.
- Mucha fatiga y falta de energía, y puede aparecer una sensación como de borrachera, especialmente después de comer y con comidas ricas en carbohidratos refinados. Esto es porque, en el proceso de digestión de los azúcares, la cándida produce etanol (alcohol).
- Eructos y náuseas.
- Muchas veces acompañado de cándidas vaginales, orales, en piel o uñas.
- A nivel bucal, la lengua suele ser blanquecina o puede haber aftas o llagas.
- Inflamación o dolor articular o muscular.
- Dolores de cabeza, irritabilidad, insomnio.
- Algo que es muy característico del desarrollo de cándida es que suele haber muy mala tolerancia a los antibióticos, ya que la cándida crece más con la toma de este medicamento. ¿No te ha pasado alguna vez que tomas un antibiótico, por ejemplo, para una infección de orina y por una parte mejoras la infección, pero enseguida tienes candidiasis vaginal?

- Bloqueo de la acción de ciertas enzimas, como la DAO (diamino oxidasa), lo que produce histaminosis, dolores de cabeza y migrañas, y problemas dérmicos (en pliegues como eccemas, urticaria, rosácea, alergias, rinitis, moqueo constante, etc.).
- Síntomas a nivel vaginal: cambios en el flujo vaginal, exceso de mucosidad y picores.
- Falta de deseo sexual.

¿CÓMO SÉ SI TENGO SIBO?

Aquí viene el temazo del momento, y digo esto porque veo muchas veces diagnósticos erróneos y, por lo tanto, tratamientos que más que ayudar lo que van a hacer es empeorar los síntomas y aumentar la frustración de la persona que sufre la dolencia.

Y esto es porque, lamentablemente, **no existe por el momento ninguna prueba cien por cien fiable que diagnostique ninguno de los cuatro tipos de SIBO.** Son pruebas que arrojan información complementaria, pero lo que primero tiene que prevalecer son los síntomas que uno tiene.

El mayor problema que veo en los test para SIBO reside sobre todo en cómo se realiza la prueba, si la preparación ha sido la adecuada y, sobre todo, en cómo se interpretan los resultados. Seguramente conforme pase el tiempo saldrán más avances y las investigaciones permitirán afinar y perfeccionar las pruebas, pero, mientras tanto, esto es lo que tenemos.

Entonces, ¿puede una prueba ser positiva y no tener ningún síntoma? Sí, puede. Por ejemplo, en personas que están acostumbradas a consumir mucha fibra de manera diaria (verduras, frutas, tubérculos...) se ha visto que pueden dar positivo en SIBO, pero no tener ningún síntoma. Esto es algo que me pasó a mí y que suelo ver muchas veces.

Lo sé, nadie dijo que esto fuera fácil. Lo que quiero decirte es que no te quedes solamente con el «tienes SIBO, toma antibiótico y una dieta baja en FODMAP» (más adelante te explicaré qué significa) porque una de las curvas del test de aliento esté elevado. De hecho, me encuentro muchas personas que vienen con el diagnóstico ya hecho después de una prueba de test de aliento (que ahora más adelante te explicaré) positiva y cuando les digo: «¿Te preguntaron por tus síntomas?, ¿por tu alimentación?, ¿por tu pasado?, ¿por cómo estás anímicamente?, etc.», la respuesta es un no. Y no coincide el resultado de la prueba con cómo esa persona se encuentra o siente.

Cabe recordar que el SIBO no es el problema en sí, sino una consecuencia, por lo tanto, siempre vendrá acompañado de una serie de desequilibrios que necesitaremos ir regulando y recuperando para eliminar el SIBO.

Dicho esto, existen principalmente dos tipos de pruebas:

- **Cultivo de aspirado yeyunal.** El estándar de oro. Esta prueba es la que se utilizaba sobre todo al principio, cuando no existía ninguna otra. Es una prueba costosa, con falta de estandarización y error de muestreo, ya que se coge una muestra del interior del intestino delgado, en concreto del yeyuno (de ahí su nombre), mediante una gastroscopia y se analiza la cantidad de bacterias que hay. Pese a que es la prueba más fiable que existe en la actualidad, no deja de tener una serie de complicaciones igualmente, por lo que tampoco nos da un diagnóstico cien por cien certero.
- **Test de aire aspirado de lactulosa o glucosa,** aunque el de lactulosa sería el que más se usa y el de primera elección la mayoría de las veces. Es la prueba más cotidiana, sencilla y no invasiva que se utiliza; de hecho, seguro que hasta la conoces o ya te la han hecho varias veces y todo. Sin embargo, vamos a ver que tampoco es oro todo lo que reluce y que, con esta prueba, la mayor parte de las veces nos quedamos a medias.

El test de aire aspirado nos permite medir la concentración de tres gases:

o Hidrógeno (H_2).
o Metano (CH_4).
o Sulfuro de hidrógeno (H_2S). Desde este año, ya podemos encontrar algunos laboratorios que incluyen este gas en la prueba. Si tienes la opción de conseguirlo, mejor, pero si no, tranquilo, debería ser

suficiente mediante un buen estudio de tu clínica, síntomas, etc.

¿QUÉ ES ESTO DE LA LACTULOSA?

La lactulosa es un compuesto que no se absorbe en el intestino delgado, sino que pasa directamente al colon o intestino grueso, donde se encuentra nuestra microbiota intestinal deseosa de fermentar «dicho festín» formando gases de manera normal. Vamos, que si hay un sobrecrecimiento bacteriano en el intestino delgado (donde no debería haber casi bacterias), al beber este líquido rico en azúcares fermentables se producirá un aumento de los gases espirados, generando síntomas como es el característico hinchazón.

¿Qué hay que hacer?

Lo importante de esta prueba para evitar errores es la preparación previa.

1 mes antes
- No haberse hecho colonoscopia o endoscopia, estudios con bario, hidroterapia o enemas.
- No haber tomado antibióticos.
- Dejar de tomar probióticos (se puede dejar un poco menos de tiempo, pero por si acaso intentaremos que sea un mes).
- No tomar laxantes.

1 semana antes
- Dejar de tomar herbáceos («antibióticos» naturales a base de plantas).
- Dejar de tomar procinéticos.

 Si 5 días antes se tiene diarrea fuerte, habrá que retrasar la prueba.

1 día antes
- Evita todo suplemento o medicamento que no sea necesario.
- Evita todos aquellos alimentos ricos en fibra, lactosa y azúcar, es decir, casi todo. Te detallo a continuación.

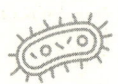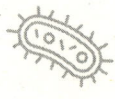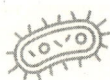

ALIMENTOS QUE TIENES QUE EVITAR

- Todas las verduras y frutas.
- Legumbres.
- Cereales integrales, raíces y tubérculos.
- Leche y productos lácteos.
- Evitar especias, excepto sal y pimienta.
- Bebidas procesadas, con gas (incluido el agua con gas).
- Azúcar y cualquier producto procesado.

ALIMENTOS QUE SÍ PUEDES COMER

- Alimentos proteicos frescos y no procesados, ya que pueden llevar conservantes que interfieran en la prueba: pescados, carnes, mariscos, moluscos, cefalópodos, huevos y tofu firme.
  - Se puede valorar la posibilidad de introducir pavo o jamón york en el desayuno solo si no son procesados y tienen al menos un 90 por ciento de carne. En caso de dudas, mejor no comerlo.
- Arroz blanco o basmati (no integral), poca cantidad (40-50 g) y en la comida central.

- Conservas de pescados, mariscos en aceite de oliva.
- Aceites (por ejemplo, coco, oliva).
- Café solo (obviamente sin azúcar ni nada).
- Agua.
- Estevia natural

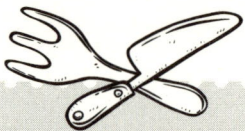

EJEMPLO DE DIETA PARA EL DÍA ANTES DE LA PRUEBA

Desayuno

- Café solo.
- 2 huevos revueltos + 2 lonchas de jamón york o pavo (de al menos 90 por ciento de carne) o anchoas o sardinillas (opción vegana: 100 g de yogur de coco).

Comida/cena:

- Pescado o pollo o pavo (opción vegana: revuelto de tofu).
- Arroz blanco o basmati.

En la cena evitar el arroz y dejar solo proteína. También cenar a una hora que permita doce horas de ayuno hasta realizar la prueba al día siguiente.

8-12 horas antes

→ No comer ni beber agua.
→ No fumar ni masticar chicle.
→ No lavarse los dientes.
→ No pintarse los labios.

El día de la prueba

Debes estar en ayunas y no fumar ni realizar ejercicio durante al menos una hora antes de empezar a tomar las muestras. Justo antes de comenzar, enjuágate la boca con abundante agua.

¡Ahora sí! Una vez que ya estás listo, tras beber una cantidad de lactulosa, tienes que ir soplando cada 25-30 minutos, dependiendo del laboratorio elegido, en una serie de tubitos durante un total de 180-210 minutos, o lo que es lo mismo, vas a estar soplando tres horitas tan ricamente. Ten en cuenta que el primer tubito se soplará antes de beber la lactulosa, para tener una muestra basal como referente.

¿Cómo interpreto este test?

Lo primero de todo, **la interpretación de este test debe hacerla un profesional especializado en la materia** para no quedarnos solamente con el diagnóstico básico de la prueba que, como ya hemos visto anteriormente, puede darnos muchos falsos negativos o falsos positivos, o quedarnos con un rápido diagnóstico de positivo/negativo en hidrógeno o metano, porque generalmente no se mide ninguno más, sin ni siquiera haber escuchado e indagado en profundidad a la persona.

Como decíamos anteriormente, de manera normal, la lactulosa llegaría al intestino delgado, que no la puede digerir ni absorber, por lo que avanzaría al intestino grueso en su totalidad. En una persona que no tenga SIBO, solo se producirán gases en el intestino grueso, pero en alguien con SIBO, se producirán en ambas partes.

Esos 180 minutos que dura la prueba y que se verá reflejado en el test se dividirán en dos partes. Del minuto 0 al 90 se estará analizando el tránsito del intestino delgado, y del 90 al 180 el del intestino grueso.

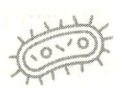 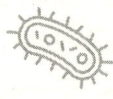 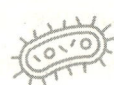

HIDRÓGENO Y METANO ESPIRADOS EN FUNCIÓN DEL TIEMPO

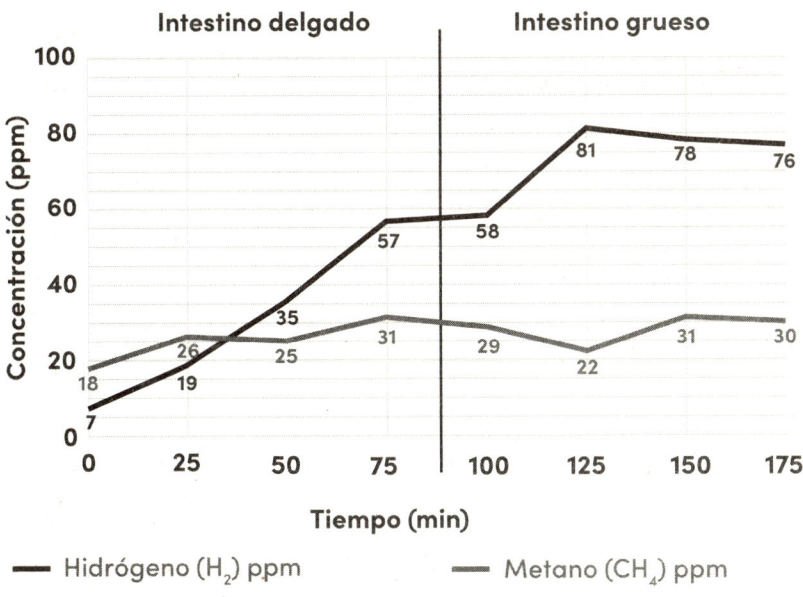

> **Ojo**, los resultados pueden variar porque no todo el mundo tiene el mismo tránsito intestinal, hay personas con mayor tendencia al estreñimiento o a la diarrea, por ejemplo, y podríamos caer en el error de dar por negativa una prueba positiva, o al revés. Por eso la importancia de una buena interpretación habiendo previamente analizado bien la clínica, síntomas o hábitos de la persona.

De manera general se han establecido los siguientes parámetros:

→ **Test de SIBO positivo**

- Hidrógeno, cuando el incremento es de 20 ppm antes del minuto 90.
- Metano (IMO), cuando el incremento es por encima de 10 ppm. Si sucede antes del minuto 90, indica que el sobrecrecimiento es en el intestino delgado; si es a partir del minuto 90, indica que es sobrecrecimiento de arqueas, en el intestino grueso (el llamado LIBO).

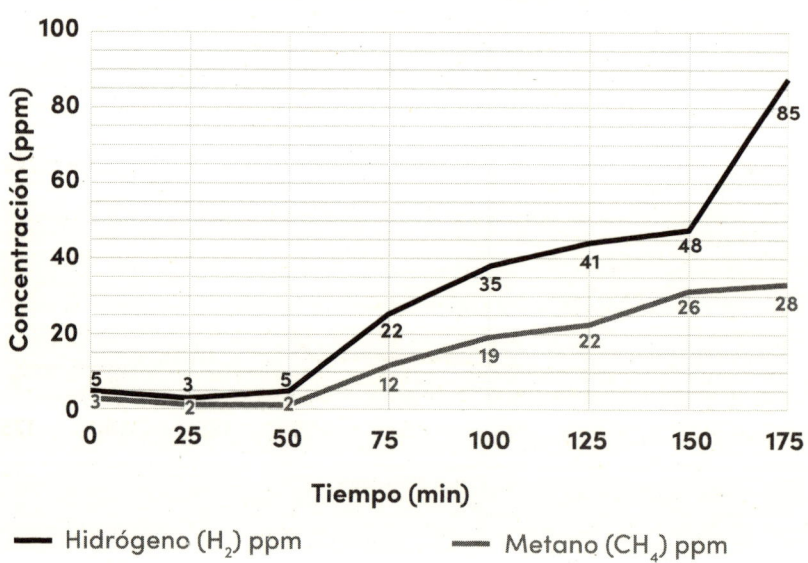

Ojo, podemos sospechar de SIBO de sulfuro de hidrógeno (en caso de que tu prueba no mida este gas) si tanto la curva de hidrógeno como la de metano son planas o con valores muy bajos a lo largo de toda la gráfica y, además, durante la prueba has tenido síntomas como gases malolientes o con olor a podrido.

→**Test de SIBO negativo**

- Hidrógeno, niveles inferiores a 20 ppm.
- Metano (IMO), niveles inferiores a 10 ppm.

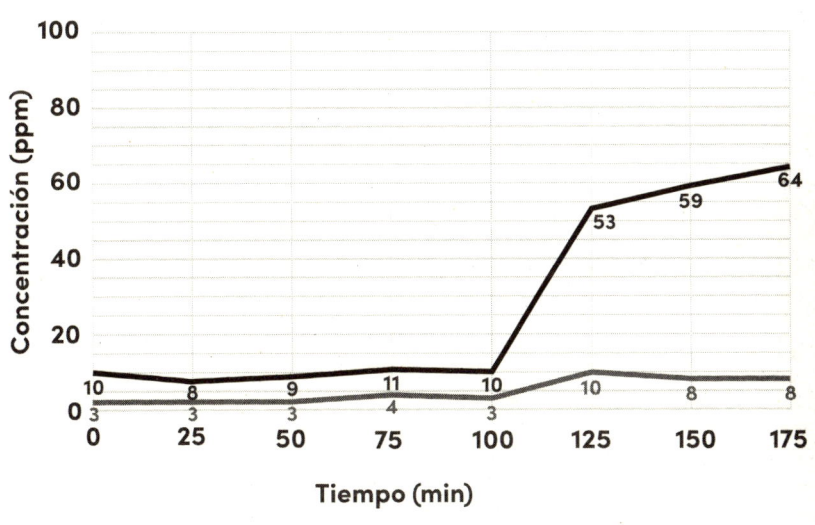

Posibles falsos positivos y falsos negativos

El test de lactulosa es más propenso a tener más falsos positivos, es decir, que resultados con curva positiva pueden realmente ser negativos.

En el caso del test de glucosa, este tiende a tener más falsos negativos, así que te vas para casa pensando que no hay SIBO cuando realmente sí lo hay.

Esto es porque la glucosa se absorbe de manera rápida en la parte inicial del intestino delgado, por lo que, si hay un crecimiento excesivo de microorganismos en esta parte inicial, el test de glucosa lo detectará correctamente. Sin embargo, muchos de los sobrecrecimientos se dan en la parte cercana del intestino grueso, cuando la glucosa ya ha sido absorbida, por lo que ese sobrecrecimiento pasaría inadvertido en esta prueba.

SIFO, EL SOBRECRECIMIENTO QUE NO SE MIDE IGUAL

La única forma precisa de conocer si hay un sobrecrecimiento fúngico en el intestino delgado es hacer una endoscopia con un aspirado de muestra del duodeno o yeyuno. De esta forma se puede diagnosticar el SIFO, es decir, se puede asegurar que hay hongos en el intestino delgado, ya que es un lugar donde normalmente no deberían estar. El problema es que es una prueba invasiva y costosa.

Más allá de esta prueba, hay algunas más sencillas que pueden hacernos sospechar de la presencia de un crecimiento fúngico:

- **Prueba de saliva.** Es un test casero y, como tal, no tiene que servir como forma de diagnosticar un SIFO, sino como información complementaria a un diagnóstico hecho por un profesional especializado o médico. Este método consiste en escupir dentro de un vaso de agua tibia en ayunas. Si hay infección por cándida, al cabo de una hora, en principio, deberían aparecer hilitos o gotas espesas. Si la saliva flota es que no hay infección por cándida.
- **Cultivo de levaduras:**
  - **En heces.** De esta forma veríamos si hay presencia de cándida en el intestino. Pero recuerda que la cándida no es mala *per se*, todo depende del tipo de crecimiento que se encuentre. En general, si hay sospecha clínica, hay muchos síntomas y además se detecta levadura en heces, nos puede hacer sospechar aún más.
  - **En vagina.** Por mediación del ginecólogo, se buscan patógenos como enterobacterias, *Gardnerella*, hongos, etc.
- **Metabolitos en orina de arabinosa y arabinitol.** El que más información nos da es el arabinitol. La mayoría de

las especies de cándida forman una sustancia llamada D-arabinitol. Esta sustancia pasa a la orina, donde la podemos analizar y ver los niveles que hay, pero tampoco es un test cien por cien diagnóstico.
- **Test de disbiosis intestinal y vaginal.** Se analizan diferentes tipos de microbiota, la ácido-láctica (que mantiene el pH), la microbiota simbiótica y los patógenos, además de otros muchos parámetros que podemos pedir. El test de disbiosis intestinal o microbiota nos da mucha información, el problema es que suelen ser pruebas bastante caras.

No es un diagnóstico fácil si nos basamos en pruebas, por eso es IMPORTANTE primero valorar clínica y síntomas.

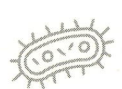 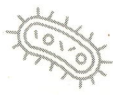 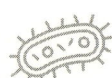

4
ESTRATEGIAS DE TRATAMIENTO

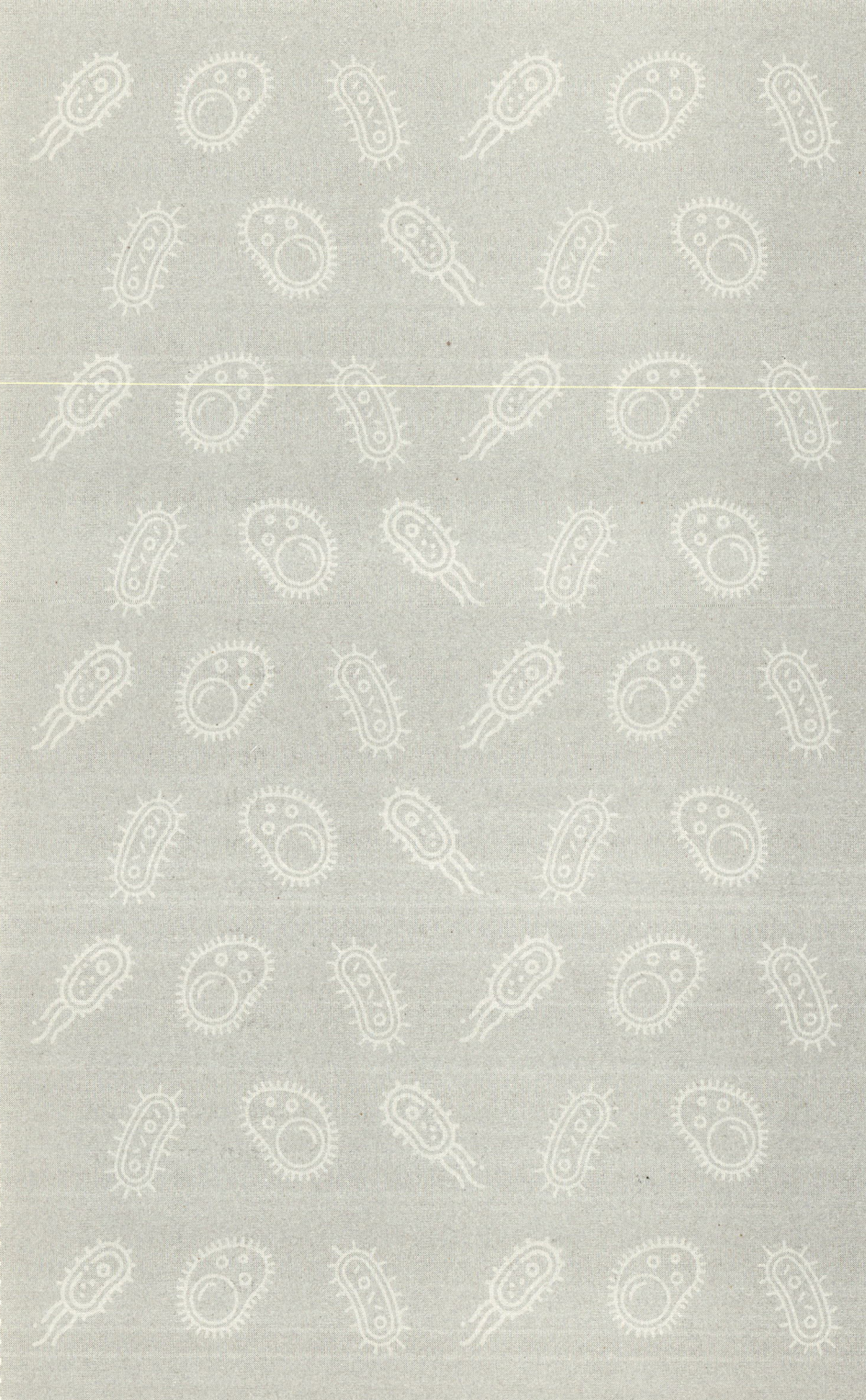

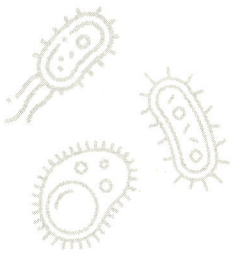

Hay una costumbre muy extendida de buscar el remedio rápido que nos cure. Vendría siendo como la pastilla «superhéroe», capaz de erradicar el SIBO de golpe, sin esfuerzos de cambios de alimentación, ni de calmar tu sistema nervioso mejorando tu estrés, sin necesidad de levantarte del sillón para hacer ejercicio, etc. Vamos, ¡la leche!

Tratar el SIBO o cualquier otro problema de salud de manera efectiva y no de manera superficial simplemente para acallar síntomas durante un tiempo implica empezar desde la raíz y la base. Muchas veces llegar a esa base no es fácil y te llevará un tiempo, así que no desesperes, pero pon la intención y rodéate de esos profesionales que te ayuden a crear un mapa completo y respetuoso con tu proceso.

Hay muchos pilares dentro de la estrategia de tratamiento, pero empezaré por los más básicos y que necesitamos priorizar. Lo ideal sería distribuir el tratamiento en diferentes etapas o fases.

Ten en cuenta que cada maestrillo tiene su librillo, por lo que la hoja de ruta puede variar. En mi caso, quiero explicártelo de la siguiente manera: imagínate un campo que necesitamos limpiar y abonar para que crezca lo que sembremos. Para ello debemos tener en cuenta tres fases:

1. **Limpiar.** Quito las hierbas malas o maleza. Aquí el objetivo es limpiar el entorno y equilibrar tu microbiota intestinal. En esta fase la combinación de herbáceos (o antibióticos si es tu caso) con una alimentación acorde a la disbiosis que tengas y a tu tolerancia será clave.
2. **Recuperar el espacio.** Lo planto y lo abono. Una vez que limpiamos el espacio, necesitamos plantar las semillas, alimentarlas e ir recuperando los mecanismos del terreno para que esas semillas no mueran y puedan crecer.
3. **Mantener.** Esta es quizá la parte más crítica de todas y en donde muchas veces solemos bajar la guardia cuando ya nos empezamos a encontrar bien. El mantenimiento que hay que llevar a cabo dependerá de las causas de tu SIBO.

5
FASE UNO. LIMPIEZA

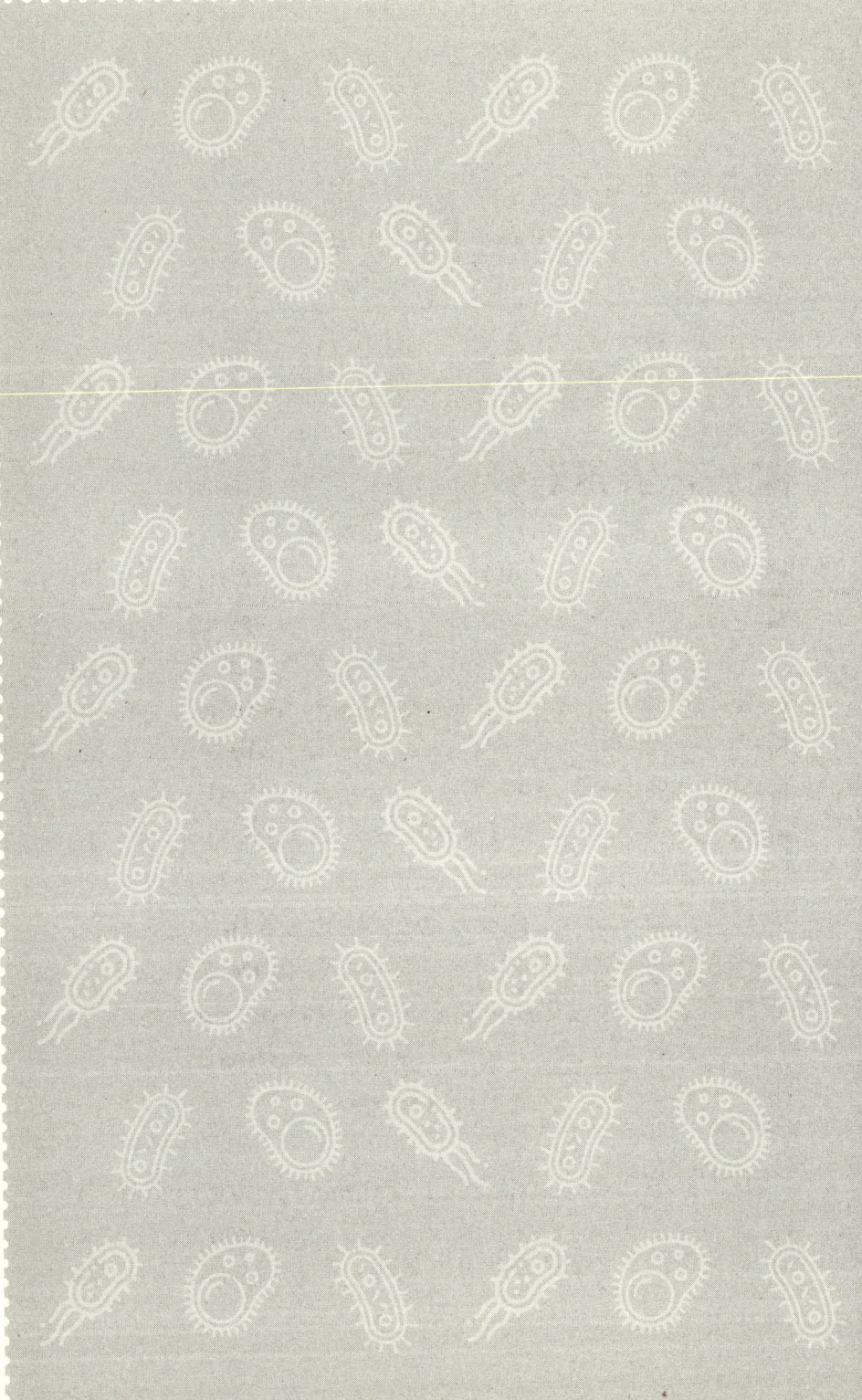

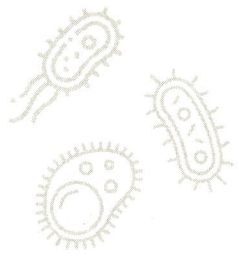

ALIMENTACIÓN

Si algo se me hace difícil es generalizar, en especial en la parte de alimentación en cuanto a SIBO se refiere, sobre todo teniendo en cuenta que no va a haber un SIBO igual y que cada persona será diferente. Esto quiere decir que habrá que individualizar y mucho el abordaje dietético, ya que las personas venimos con unos síntomas, una tolerancia, un punto de partida o una mochila a la espalda.

Las dietas restrictivas en SIBO tienen el objetivo de restringir el alimento de las bacterias que están sobrecrecidas. Son una estrategia terapéutica puntual para aliviar los síntomas.

Repite conmigo, **estas dietas calman, pero no curan**. A veces puedo llegar a ser muy pesada repitiendo esto una y otra vez, pero es que veo verdaderas barbaridades en lo que a restricción alimentaria se refiere. Personas que están durante meses y mucho más comiendo a base de pollo, huevo, calabacín, zanahoria, arroz y arándanos. Y lo peor es que no han reintroducido por el miedo a que todos esos alimentos que se quitaron hace tiempo les puedan seguir creando malestar. Al final la consecuencia es un cuerpo desnutrido, sin fuerzas para combatir ese SIBO y muy desanimado. No nos damos cuenta, pero dietas como estas pueden llegar a desencadenar graves trastornos de la alimentación. Esto sí que es un problema.

Venga, repito, estas dietas calman, pero no curan. Ya me quedé a gusto.

Por ello, deben ser puntuales y muy individualizadas, ya que a la larga pueden generar más desequilibrios en la microbiota, mayor déficit nutricional y, por lo tanto, empeoramiento o dificultad de mejora.

De hecho, según varios estudios, se ha visto que **una dieta baja en FODMAP puede modificar la composición de la microbiota**, reduciendo específicamente la abundancia de bacterias beneficiosas. No quiero decir con esto que no la hagas si es necesario en tu caso, pero muchas veces suele ser la única estrategia dietética que se aplica sin indagar más en la tolerancia individual, de esta forma se evitaría restringir tanto la alimentación.

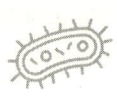 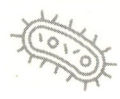 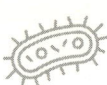

A la hora de eliminar alimentos, podemos distinguir tres momentos:

- **Restricción controlada:** se eliminan los alimentos durante un mes máximo, a poder ser menos.
- **Reintroducción progresiva:** se vuelven a comer esos alimentos poco a poco. Esta fase puede alargarse de 2 a 4 meses dependiendo de la situación de cada uno.
- **Mantenimiento o adaptación:** aquí ya se han reintroducido todos o casi todos los alimentos.

A continuación, te los explico en detalle.

RESTRICCIÓN O ELIMINACIÓN

Con esta fase lo que buscamos es crear un «mapa en blanco» para evaluar la reintroducción de una manera más ordenada y segura. La mejor manera de llevarlo a cabo es de la mano de un profesional en nutrición o dietética y especializado en el tema para asegurarte de que no te está faltando ningún aporte nutricional y para evitar también caer en una dieta muy limitada.

- Prueba durante 1-2 semanas a ver si notas mejoría; si no notas nada, déjala. Si por el contrario te está aliviando mucho los síntomas, alárgala como máximo un mes.

- En caso de haber hecho ya tratamiento anteriormente y haber llevado a cabo la dieta durante mucho tiempo, te recomiendo hacer solo dos semanas e ir valorando.
- La fase de restricción dependerá del tipo de SIBO y se tendrá que adaptar a la tolerancia de cada uno para evitar eliminar tantos alimentos. Piensa que una dieta baja en FODMAP de manera estricta elimina muchos alimentos necesarios. Es decir, que:
  - Para SIBO hidrógeno y un IMO, usaremos más una dieta baja en FODMAP en una fase inicial.
  - Para un SIBO sulfuro de hidrógeno, llevaremos una dieta baja en azufrados.
  - Para un SIFO, llevaremos una dieta baja en azúcares simples sobre todo.

Te dejo algunos ejemplos para intentar que esto no se lleve de manera «cuadriculada» y se entienda mejor.

Si, por ejemplo, tienes SIFO (sobrecrecimiento fúngico), lo más seguro es que te sienten mal los azúcares, harinas, procesados, alimentos con índice glucémico alto o algunas frutas altas en fructosa, pero ¿significa esto que el resto de los alimentos sí o sí te tienen que sentar bien? No tiene por qué.

No es una ciencia cierta y la tolerancia de cada uno marcará cómo vamos a pincelar el camino del tratamiento, cuyo objetivo será restringir lo mínimo posible para ayudar a aliviar y calmar el malestar mientras, por otra parte, vamos llevando una dieta más variada con aquello que sí toleramos, y que sea completa, colorida, nutritiva y gustosa.

No se trata de restringir, sino de incluir la mayor variedad posible de aquello que sí puedes comer y te sienta bien.

Dieta baja en FODMAP

De todas las dietas específicas, la más utilizada, estudiada y en la que me voy a enfocar en el libro es la dieta baja en FODMAP (por sus siglas en inglés: *fermentable oligo-di-monosaccharides and polyols*, o lo que viene siendo oligosacáridos, disacáridos, monosacáridos fermentables y polioles).

Los azúcares que se consideran FODMAP son:

Azúcares fermentables	
Fructosa	Presente en frutas, miel, siropes o jarabes
Lactosa	Presente en los lácteos y en muchos productos procesados
Fructanos	Principalmente en trigo, centeno, ajo y cebolla
Galactanos	Presente principalmente en legumbres

Este tipo de dieta se ha estudiado como parte del tratamiento o alternativa terapéutica en síndrome de intestino irritable (SII), enfermedades inflamatorias intestinales como Crohn y colitis ulcerosa y SIBO. En el caso del SIBO, funcionaría únicamente para los SIBO hidrógeno y metano. **Esta dieta limita principalmente el aporte de los hidratos de carbono fermentables,** que son los que provocan la aparición de gas y distensión abdominal, entre otras cosas, debido al sobrecrecimiento.

Hay situaciones que se suelen repetir mucho a la hora de utilizar la dieta baja en FODMAP y que indican que no se está usando correctamente o que quizá no es la estrategia necesaria:

- Como has notado mucho alivio al principio de empezar la dieta, decides alargar más y más la restricción, pero conforme va pasando el tiempo sientes que necesitas eliminar más alimentos nuevos (incluso de los «aptos») porque notas que también te están sentando mal.
- Puedes haber aplicado la dieta durante meses sin hacer ningún tratamiento más o como mucho algún antibiótico.
- Cuando llega el momento de reintroducir, decides alargar más la restricción porque tienes miedo de introducir alimentos que llevas mucho tiempo (incluso años) sin comer, por lo que te quedas estancado en los diez alimentos típicos y seguros.

- Finalmente, puede que hayas llevado una dieta baja en FODMAP durante un tiempo, pero no has notado ningún alivio ni mejora en tus síntomas.

Estas situaciones son un problema porque, si te fijas, al final se empieza a generar una desconexión con el propio cuerpo y sus sensaciones, también una falta de nutrientes muy fuerte y, lo más preocupante, empezamos a vivir con un miedo hacia ciertos alimentos. Cada bocado se vuelve un juicio y cada decisión parece cargar con el peso de hacerlo «bien» o «mal». De repente, no es solo la comida lo que pesa, sino la idea de que, si no seguimos esas reglas estrictas, volveremos a recaer. Por eso es tan importante escucharse y sentirse acompañado para flexibilizar de algún modo esta etapa que, a veces, puede ser muy intensa.

Teniendo en cuenta estas situaciones que te explicaba antes, **¿cuándo deberías hacer una dieta baja en FODMAP?** O, en caso de haber empezado, ¿cuándo no deberías seguirla?

- Si lo que tienes es un SIFO o un sulfuro de hidrógeno. Más adelante te especifico su abordaje dietético.
- Si solamente usamos esta herramienta para tratar SIBO. Recuerda que la dieta no cura, solo alivia síntomas y si la alargamos puede empeorarlos.
- Si empiezas la dieta y a la semana no notas nada de mejoría. ¡Importante preguntarse esto!

- Cuidado si empezamos a ver que bajamos mucho de peso y notamos mucha debilidad. Por eso recalco la importancia de no hacer esta dieta por tu cuenta porque puede desestabilizar mucho a nivel nutricional.
- Y, por supuesto, si el proceso te está generando mucho estrés y ansiedad. En ese caso, es posible que estés eliminando más de la cuenta sin necesidad, o no estás valorando la posibilidad de incorporar ciertos alimentos «no aptos» en cantidades más pequeñas. Considera que la carga emocional que trae consigo tanta restricción, y sobre todo a largo plazo, no solo agota mentalmente sino también físicamente.

Una dieta baja en FODMAP no debería aplicarse más de un mes, incluso habrá casos en los que podemos optar por 2 o 3 semanas, únicamente dependiendo de la fase de tratamiento de la que partes. A partir de dicho tiempo, se empezará la reintroducción de alimentos de manera progresiva.

Como venimos diciendo, siempre hay que valorar la tolerancia de cada uno, ya que no tienen por qué sentarte mal todos los FODMAP, y así puedes ampliar la variedad de alimentos, algo importante para mejorar la adherencia a la dieta y al tratamiento.

¿Qué hacer cuando hay infinitos listados de dieta baja en FODMAP y muy diferentes? Meterse en internet o en redes sociales hoy en día es una auténtica hazaña. Como profesional y consumidora de contenido, reconozco que a veces me supera. Nos sentimos identificados con todo lo que se muestra, síntomas, dolencias o enfermedades, y, desde la desesperación y el miedo, empezamos a probar todo tipo de dietas, suplementos y consejos.

En el caso de la dieta baja en FODMAP, puedes encontrar diferentes listados y algunos incluso contradictorios. Los de la Universidad de Monash (Australia), que desarrolló esta dieta, son los más usados y en los que más me suelo apoyar, pero ten en cuenta que este listado incluye como aptos algunos alimentos procesados, ya que no todos los azúcares se incluyen como FODMAP.

Por eso es tan importante que te guíen, ya que no por ser bajo en FODMAP significa que algo resulte una buena opción. La base debería ser una alimentación antiinflamatoria, de la que te hablaré más adelante.

TABLA FODMAP

Hortalizas y tubérculos

	Coliflor, col, coles de Bruselas, kale, rabanitos, cebolla, ajo, chalotas, espárragos, alcachofas, champiñones y otras setas, puerro, apio, remolacha, hinojo, lechuga (tipo iceberg), maíz.
	Zanahorias, endivias, escarola, canónigos, rúcula, berros, acelgas, espinacas, tomate, calabaza, calabacín, pimiento rojo, berenjena, pepino, chirivía, germinados y brotes, judías verdes, encurtidos, palmitos (bote), cebollino.

Champiñón/setas de bote (10 g), boniato, patata y yuca enfriada (máx. 60 g), alcachofa de bote (máx. 70 g), pimiento verde (máx. 70 g), calabaza cacahuete (máx. 80 g).

Frutas

- Manzana, melocotón, nectarina, pera, cerezas, caquis, mango, ciruelas, albaricoque, higos, sandía, chirimoya, lichi, moras.
- Zumos de frutas naturales o procesados.
- Mermeladas procesadas, dulce de membrillo.
- Fruta seca (dátiles, pasas, orejones, ciruelas, higos secos) o enlatada.

 Piña, papaya, plátano (que no sea maduro), arándanos, frambuesas, fresas, limón, naranja, mandarina, kiwi, uvas, melón cantalupo (se tolera mejor), pomelo.

 Coco, granada (máx. 50 g), aguacate (máx. 60 g).

Legumbres y cereales

- Cereales y harinas con gluten (trigo, centeno, cebada, kamut, espelta, cuscús o sémola de trigo), maíz (en mazorca y en conserva).
- Todas las legumbres (garbanzos, guisantes, alubias, habas, soja y cacahuetes), excepto lentejas rojas o normales cocidas de bote (pueden tolerarse mejor, pero si no, se deberían eliminar).
- Evitar productos certificados «sin gluten», ya que pueden crear sintomatología debido a los aditivos y otros cereales refinados que suelen llevar.

- Quinoa, trigo sarraceno, arroz normal y basmati (este suele tolerarse mejor), mijo, avena.
- Tofu y tempeh.

- Lenteja roja o normal cocida de bote (máx. 50 g).
- Tortitas o crackers de arroz, de trigo sarraceno, de avena.

Gluten

Y aquí también es importante detenerse. Aunque más adelante hablaremos sobre la «problemática» del gluten en general, quería detenerme un poquito aquí en referencia al gluten dentro de la dieta baja en FODMAP.

Muchas personas al dejar de comer gluten y sentirse mejor piensan que tienen un problema directo con el gluten (por ejemplo, celiaquía) y directamente se lo quitan sin haberse hecho pruebas previas sobre una posible reacción, cosa que desde mi punto de vista es un error. Antes de eliminar el gluten de manera radical, y sobre todo si has notado síntomas asociados a su consumo, lo primero sería descartar una enfermedad celiaca. Un diagnóstico correcto es fundamental para evitar complicaciones y guiar adecuadamente el tratamiento y la dieta. Para ello mediremos:

- **Análisis de sangre.** Se buscan anticuerpos específicos que indiquen una respuesta autoinmune al gluten. Para

que esta prueba sea precisa, es importante estar consumiendo gluten antes de la prueba.
- **Biopsia del intestino delgado** a través de una endoscopia para observar si hay daño en las vellosidades intestinales (atrofia de las vellosidades). Al igual que en los análisis de sangre, para que esta prueba sea precisa también es importante estar consumiendo gluten.
- **Pruebas genéticas.** Tener estos genes no confirma la celiaquía, tan solo indica una predisposición genética. Para esta prueba no pasa nada si no estás consumiendo gluten.

Pero también hay que tener en cuenta que cuando dejas de comer gluten no solo estás quitando gluten, sino que muchas veces estás quitando un exceso de trigo.

El trigo contiene altas cantidades de fructanos, que como ya sabes es uno de los famosos FODMAP. Muchos problemas digestivos a veces vienen más por la presencia de fructanos en el trigo, que cierto es que generan mucha sintomatología, y no por el gluten como tal. Ojo, esto no quita que a muchas personas el gluten sí les pueda estar causando otros problemas y que la combinación de fructanos más gluten ¡sea ya la leche!

Algunos cereales como la espelta son muy bajitos en FODMAP, pero por precaución sobre todo en fase inicial, cuando hay mucha sintomatología o mucha permeabilidad, es mejor restringirlo. Pero si elegimos, por ejemplo hablando del pan, un pan de espelta de calidad, de masa madre y fermentación larga, puede ser una opción en esos casos que necesiten sustituir un pan de trigo convencional o como prueba específica de reintroducción.

Por lo tanto, la frase de «elimino el gluten y adiós a mis problemas» no es tan sencilla como nos la venden, al menos desde mi punto de vista, si queremos hacer las cosas más ordenadas y sabiendo por qué lo estamos haciendo. Entonces, para saber por qué ha venido esa mejoría al eliminar el gluten, deberías tener en cuenta: el gluten (que es genérico), el trigo (que es un tipo de cereal con gluten y que suele generar mayores problemas) y los fructanos (que son un tipo de FODMAP).

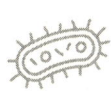 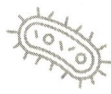 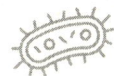

Proteínas (carnes, pescados, huevos, marisco) y grasas

	• Embutidos, carnes, platos preparados... o procesados. • Anacardos, pistachos, cacahuetes (son legumbres), castañas.
	En general todos cuando son frescos. • Pescado blanco: merluza, pescadilla, bacalao, gallo... • Pescado azul: salmón, sardinas, atún, caballa... Al ser mucho más graso, valora tu tolerancia. • Marisco: sepia, calamar, pulpo, gambas, mejillones... • Carne en general, aunque puede que se tolere mejor al inicio la carne blanca como pollo, pavo o conejo. • Huevos (evitarlos fritos con aceite). • Aceite de oliva virgen extra (tanto en crudo como para cocinar), aceite de coco (en crudo y no para cocinar), MCT. • Frutos secos y semillas oleaginosas: almendras (máx. 20 g), avellanas (máx. 30 g), nueces normales, nueces de Brasil y de Macadamia, pipas de calabaza, girasol, sésamo, piñones, semillas de chía y lino (hidratadas mejor). • Mayonesa casera. • Tahini (crema de sésamo). • Aceitunas.
	• Carne muy grasa: ternera, cordero, cerdo. • Caldo de huesos: es alto en FODMAP por la gelatina y puede que te hinche. Si es así, prueba a hacerlo con verduras bajas en FODMAP y carne. Es un alimento que puede ayudarte en el proceso por sus propiedades curativas y regenerador de las mucosas.

Azúcar y otros

- Azúcar refinado y otros: miel, sirope de agave, jarabes de frutas, jarabe de arce, sisomaltosa (E953), xilitol (E967), lactitol (E966), maltitol (E965), sorbitol (E-420), jarabe de sorbitol (E-420), manitol (E-421), isomaltulosa (E-953), eritritol (E968), productos *light* o «sin azúcar».
- Productos procesados: bollería, cereales, galletas, patatas, caramelos...
- Edulcorantes artificiales.
- TODAS las bebidas alcohólicas.
- Bebidas carbonatadas con o sin azúcar.

- Especias: jengibre, canela, romero, cúrcuma, tomillo, orégano, pimienta, anís estrellado, cardamomo, clavo, cilantro, comino, nuez moscada.
- Tamari, mostaza y vinagre.
- Café: máx. 1 al día; de todas formas, valorar cómo sienta, si genera molestias gástricas (ardor, acidez, dolor...), entonces mejor evitar.
- Té verde, té negro, té blanco, té kukicha, rooibos, infusiones.

- Levadura nutricional.
- Chocolate negro > 85 %.
- Estevia en hojas o en extracto.
- Eritritol.

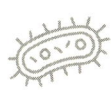
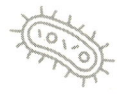
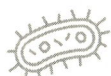

Lácteos

En el caso de los lácteos, quería explayarme un poquito, ya que, junto al gluten, es uno de los temas que más dudas generan y de los que nos encontramos más opiniones al respecto.

La opción fácil sería decirte: «Deja todos los lácteos porque son malos», pero no sería la más ética ni profesional desde mi punto de vista. Obviamente hay casos de personas que sí lo necesitarán, pero no todo el mundo tiene el mismo diagnóstico. Además, meter todos los lácteos en el mismo saco me parece simplificar demasiado. Por eso, voy a intentar explicarte de manera un poco resumida qué lácteos podrían tolerarse mejor en una dieta baja en FODMAP y por qué.

El FODMAP en los lácteos es la lactosa, que es el azúcar. Por lo tanto, se tolerarán mejor aquellos lácteos que menor cantidad de lactosa tengan.

- **En el caso de los fermentados (yogur, queso y kéfir)**, durante la fermentación, los cultivos de bacterias vivas «se comen» el azúcar de la leche, haciendo que se reduzca la cantidad de lactosa. Esta es la razón por la que estos alimentos suelen sentar mejor y suelen ser mejor tolerados en comparación con la leche.

    En el caso del kéfir y del yogur, el yogur contiene principalmente bacterias lácticas (*Lactobacillus bulga-*

ricus y *Streptococcus thermophilus*), y el kéfir tiene una mayor diversidad de microorganismos, incluyendo bacterias lácticas y levaduras, lo que le da un perfil probiótico más amplio. Además, el tiempo de fermentación en el kéfir es más largo. Todas estas características hacen que personas con intolerancia a la lactosa puedan digerir mejor estos alimentos, sobre todo el kéfir.

En el caso de los quesos, cuanto más maduros, mayor fermentación y, por tanto, menor cantidad de lactosa.

- **Los de cabra, oveja o búfala, mejor que los de vaca.** Los productos que provienen de estos animales contienen menos lactosa que los de vaca.

¿QUÉ ES LA INTOLERANCIA A LA LACTOSA?

La intolerancia a la lactosa o, mejor dicho, la mala absorción de la lactosa viene cuando una persona no puede digerir correctamente el azúcar de la leche (la lactosa) porque no tiene (o no en cantidades correctas) la enzima encargada de digerir dicha lactosa (la lactasa).

Cuando somos pequeños, nacemos con esta enzima, preparados para digerir la leche de la madre, pero a partir del destete, momento desde

> el que se supone que ya no necesitamos beber más leche, nuestro cuerpo, de manera natural y evolutiva, comienza a perder la capacidad de digerir la lactosa porque las concentraciones de lactasa van disminuyendo con la edad. Es posible que síntomas como diarrea, hinchazón o muchos gases comiencen a presentarse en la adolescencia o edad adulta. Esta intolerancia irreversible se da en una gran mayoría de gente, pero luego hay otro gran número de personas cuya intolerancia (como, por ejemplo, las otras conocidas al sorbitol o fructosa) viene dada por un daño en el intestino delgado que está generando esa mala absorción; en este caso, la intolerancia o mala absorción sí que sería reversible.

Pero ¿es siempre la lactosa el problema? No. Hay ciertas personas cuyo problema no es la lactosa, pero les sienta mal. No es difícil conocer a alguien que dice algo como «ahora compro lácteos sin lactosa, pero me siguen sentando mal», y es que en estos casos a lo que pueden estar reaccionando es a la caseína, un tipo de proteína de la leche.

Los lácteos contienen distintos tipos de proteínas, entre las que destacan las caseínas. Dependiendo del mamífero al que nos refiramos, podemos encontrar dos tipos diferentes de β-caseína en la leche, la A1 y la A2. Evolutivamente el tipo A2 es más antiguo y lo encontramos en la leche humana y en la de otros mamíferos como la cabra, la oveja o la búfala, además de algunas razas menos habituales de vaca.

En el caso de la β-caseína A1, que es la que encontramos comúnmente en la leche de vaca en todos los supermercados, es de difícil digestión y se la ha asociado con problemas como acné, asma, alergias o incluso enfermedades autoinmunes.

Por lo tanto, habiendo hecho esta pequeña introducción de los lácteos, ¿cuáles entonces podemos decir que son bajos en FODMAP?

LÁCTEOS

	• Los lácteos de vaca en general. • Quesos frescos (todos). • Bebida de soja, arroz. • Leche condensada, leche en polvo. • Nata, natillas, flan.
	• Yogur de coco sin azúcares añadidos (aunque no se considera lácteo, pero lo pongo aquí como opción vegetal al yogur animal). • Ghee. • Mantequilla. • Yogur y kéfir de cabra u oveja (prueba en pequeñas cantidades para valorar tu tolerancia). • Quesos semicurados/curados de cabra u oveja (prueba en pequeñas cantidades para valorar tu tolerancia). • Bebidas de avena, de coco y de almendras sin azúcares añadidos.

Dieta en SIBO sulfuro de hidrógeno

En el caso del SIBO sulfuro de hidrógeno, se recomienda llevar a cabo una dieta baja en azufre y solo durante un tiempo delimitado, recuerda. Si empiezas la dieta y después de una semana no has notado alivio alguno, entonces por aquí no es.

Los alimentos más altos en azufre son las proteínas animales (huevos, lácteos, carnes rojas) y las crucíferas y aliáceas. Después obviamente hay algunos matices más que te detallo a continuación. Recuerda que, dependiendo de cada persona, de su estado y tolerancia, habrá necesidad de eliminar todos los del listado o solo reducirlos:

- Carne roja (cerdo, cordero, ternera...).
- Lácteos (todos). Revisa si puedes mantener 50 gramos de yogur o kéfir de cabra/oveja al día.
- Huevo. Puedes ver si toleras uno al día máximo, o incluso cada dos días.
- Gelatinas, colágeno o whey.
- Crucíferas: col, coliflor, brócoli, kale, coles, nabo, chucrut, coles de Bruselas.
- Aliáceas: ajo, cebolla, puerro, cebolletas, chalotas.
- Productos con el aditivo sulfito, como el vino, la cerveza, el cava, frutas desecadas, conservas, congelados o comida procesada. O con el aditivo carragenato.

- Legumbres: soja, cacahuetes, garbanzos, lentejas, alubias, habas, altramuces.
- Trigo, cebada y centeno.

(*) Grasas, sobre todo las animales, se debe vigilar su tolerancia.

(*) La grasa o las plantas o suplementos hepáticos como el NAC, taurina, cado mariano, boldo..., no contienen azufre, pero pueden ayudar a liberar bilis y esta sí que tiene azufre. A las bacterias reductoras de sulfato les atrae mucho la bilis, por lo que no solo se trata de elimi-nar/disminuir los alimentos ricos en azufre, sino todos aquellos que puedan estimular la liberación de bilis de la vesícula biliar al intestino.

Dieta en SIFO (SIBO fúngico)

Alimentos no aptos:

- Azúcares, edulcorantes y grasas refinadas (salsas, dulces, golosinas, bollería, snacks, galletas, chicles, embutidos procesados, miel, siropes...).
- Alcohol y bebidas carbonatadas.
- Hidratos de carbono refinados (pan, harinas, arroz, rebozados, tortitas de arroz/maíz...).
- Hortalizas: cuidado con la zanahoria y la remolacha, mejor poca cantidad.
- Gluten (ojo, sobre todo con el refinado y el trigo).

- Fruta: la fruta madura y más dulce como uvas, naranja, plátano, chirimoya, caqui, mango, higos, palo santo, cerezas, piña, pera, manzana. Zumos de frutas (aunque sean naturales) y fruta desecada (dátiles, pasas, ciruelas…).
- Levaduras (pan, pizza, sopas de sobre…).
- Tubérculos (patata, boniato, yuca…), sobre todo en caliente o recién hechos por su alto contenido en almidón (habría que valorar la tolerancia a modo de almidón resistente).
- Setas y hongos.
- Frutos secos: anacardos, cacahuetes y pistachos.
- Alimentos fermentados (valorar tolerancia): chucrut, kombucha, miso…
- Bebidas vegetales (por su contenido en azúcar sobre todo arroz, soja y avena). Podrías valorar la de coco y almendras sin azúcar.
- Café (evitar en caso de mala tolerancia y, si se toma, máximo 1 al día y ecológico sin tostar).

ALMIDÓN RESISTENTE

Es la parte del almidón que no es digerible por nuestras enzimas, por lo que se va directo al colon, donde está nuestra microbiota, para ser fermentado. Tiene muchos beneficios, pero destacan dos:

- Es un gran alimento para las bacterias beneficiosas, en especial la muconutritiva. Estas bacterias producen una serie de compuestos con este alimento como son los ácidos grasos de cadena corta (butirato, propionato y acetato) fundamentales para mejorar la barrera intestinal y, por lo tanto, la permeabilidad aumentada que hay en caso de SIBO.
- Reduce la absorción de hidratos de carbono. Mejora la sensibilidad a la insulina y reduce los niveles de glucosa en sangre después de las comidas.

¿Dónde lo encontramos y cómo prepararlo?
Aunque podemos encontrarlo en todos los alimentos con almidón, no todos los almidones son igual de eficaces. Algunos de mis favoritos son:

- Tubérculos como la patata, el boniato, la yuca, ñame, etc.
- Las legumbres.
- Cereales como el arroz blanco.
- El plátano macho.

Para prepararlo basta con cocinarlos como lo sueles hacer siempre, en el caso de los tubérculos te recomiendo que los cocines con la piel. Una vez

> cocinado, deja que se temple y guárdalo en la nevera de 12 a 24 horas. Es durante este proceso de enfriamiento cuando se genera almidón resistente.
>
> Cuando quieras consumirlos, caliéntalos ligeramente y ¡combínalos con lo que más te guste! Consúmelo como máximo en cuatro días.

REINTRODUCCIÓN

Ahora entramos en la fase de reintroducción, una etapa a veces crítica y «sensible», ya que muchas personas se desaniman cuando ven que hay alimentos que les siguen sentando mal. Pero, ¡ey!, no te desanimes, notar algunas molestias como gases o hinchazón puede ser normal. Después de un periodo de restricción, el tubo digestivo puede estar más sensible, y las bacterias aún se encuentran en proceso de reequilibrarse, por lo que estos síntomas no siempre indican una recaída, sino que pueden ser parte del proceso de adaptación. Recuerda que cada persona necesitará su ritmo, así que vamos a matizar cositas para poder relativizar expectativas.

Vengas del SIBO que vengas, **la idea es no alargar más de lo necesario la fase de restricción.** Entiendo que muchas veces se hace por miedo, para evitar cualquier recaída o malestar, pero este miedo o «precaución» de introducir de nuevo las fibras puede tener efectos contraproducentes como:

- Disminución excesiva de peso acompañada de su posterior déficit nutricional (un organismo en déficit nutricional no puede repararse o sanarse).
- Si hay poco consumo de fibra, a nuestros bichitos beneficiosos les está faltando su principal fuente de alimento, por lo que su población y diversidad se ve disminuida. Esto reduce la producción de ácidos grasos de cadena corta, que son esenciales para mantener un ambiente intestinal saludable, controlar la inflamación y fortalecer la barrera intestinal. Ni que decir tiene que, si vienes de un IMO, el estreñimiento puede empeorar con tanta falta de fibra.
- Miedo exacerbado a muchos alimentos, lo que acaba generando mala relación con la comida y, por lo tanto, más estrés.

Verás que también hay diferentes maneras y enfoques de hacer este proceso de reintroducción según el profesional. Lo que sí que es común a todas las estrategias es que **la reintroducción debe hacerse de manera ordenada y gradual**. Aquí las cantidades importan y mucho. El objetivo no es llegar a comerse un plato entero de brócoli, por ejemplo, sino incorporar, aunque sea en pequeñas cantidades que tú sí que toleras, la mayor cantidad de alimentos posibles, intentando siempre tener en cuenta las bases de una alimentación antiinflamatoria.

Si has llevado a cabo una dieta baja en FODMAP:

- Se van probando alimentos de un tipo de FODMAP y, durante la reintroducción, se mantiene la dieta baja en FODMAP, por eso si tu tolerancia lo permite, se puede ir probando a otra velocidad, para evitar alargar la restricción.
- Se empieza por una pequeña cantidad y se va aumentando.
- Te recomiendo mejor reintroducir en el desayuno y en la comida para tener tiempo a observar bien los síntomas, ya que la «fuerza digestiva» será mejor en dichas comidas.
- El alimento se debe probar 2-3 veces antes de reintroducirlo, por eso se establece un alimento nuevo cada tres días (o según lo pida cada situación concreta).
- No existe un orden estricto para llevarlo a cabo, por lo que también puedes guiarte un poco por tus preferencias alimenticias y empezar a reintroducir los alimentos que más te gustan y dejar para el final aquellos que peor te sentaban, si es que los tenías identificados.

Según en qué casos, se podrá ir más rápido e intentar reintroducir varios alimentos con un mismo tipo de FODMAP y, en otros casos, necesitaremos más descansos o paciencia.

A continuación, te dejo dos estrategias de reintroducción de alimentos:

- Días 1 y 2, pruebas el alimento y el tercero descansas.

Lunes	Martes	Miércoles
¼ de aguacate	½ aguacate	Descanso
Jueves	**Viernes**	**Sábado**
3 moras	6 moras	Descanso
Domingo	**Lunes**	
45 g de melocotón	90 g de melocotón	

- Día 1, pruebas alimento, día 2, descansas, día 3, pruebas más cantidad de alimento, día 4, descansas, día 5, pruebas más cantidad de alimento, día 6, descansas, día 7, nuevo alimento.

Lunes	Martes	Miércoles
¼ de aguacate	Descanso	½ aguacate
Jueves	**Viernes**	**Sábado**
Descanso	¾ de aguacate	Descanso
Domingo		
45 g de melocotón		

Como decíamos, una manera de poder hacerlo ordenado es reintroducir cada dos o tres semanas un tipo de FODMAP (habrá veces que se irá más rápido o incluso más lento y está bien). En estos dos ejemplos anteriores en los que se está reintroduciendo el sorbitol, si sienta bien la primera semana, la segunda puedes ir reintroduciendo alimentos del mismo grupo. En caso de que te sentara mal, no te preocupes, espera a estabilizarte y, cuando te encuentres bien, prueba con otro tipo de FODMAP.

Como la fase de reintroducción puede ser un poco lío, te recomiendo, sin volverte loco, que lleves un registro de síntomas en una libreta para ir realizando un seguimiento de las reacciones que puedan ir surgiendo. Apunta tanto si te sienta bien como mal y qué has notado al respecto.

Ten en cuenta que pueden surgir síntomas al principio como gases o hinchazón que resultan normales, continúa con ese alimento; pero si, por el contrario, notas síntomas muy claros, como diarrea/estreñimiento, dolor de cabeza, dolor digestivo, neblina mental, etc., entonces descarta ese alimento por el momento y prueba más adelante a reintroducirlo de nuevo. No te desanimes, recuerda que el tratamiento no es solo esto, por lo que poco a poco irás tolerando más cantidad de FODMAP.

¿Y en el caso de SIFO o SIBO sulfuro de hidrógeno? De manera general, si te has encontrado por ejemplo con alguno de estos dos tipos de SIBO entremezclado con un hidrógeno o IMO, seguro que has tenido que individualizar mucho la restricción y adaptarla a tu tolerancia, por lo tanto, la reintroducción quizá no siga un orden tan estricto. Si es el caso, guíate mucho por tus preferencias alimentarias y tolerancia antes de iniciar el proceso.

Te dejo algunos ejemplos de alimentos por cada tipo de FODMAP por si te resulta más fácil guiarte:

TIPOS DE FODMAP	Ejemplo de alimentos
Fructosa	Presente en frutas, miel, siropes o jarabes
Lactosa	Presente en los lácteos y en muchos productos procesados
Fructanos	Principalmente en trigo, centeno, ajo y cebolla
Galactanos	Presente principalmente en legumbres
Sorbitol	Aguacate, moras, melocotón, cerezas, coco
Manitol	Coliflor, champiñones, apio, boniato (> 80 g)

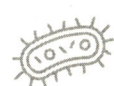 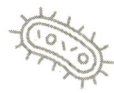 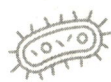

MANTENIMIENTO O ADAPTACIÓN

Una vez que termino la parte restrictiva, ¿qué como? Alimentación antiinflamatoria

Puede que te estés preguntando: «Cuando termine la fase de restricción, ¿podré tomarme mis cervecitas?», «¿cuándo podré volver a comer trigo y leche?», «¿cuánto tiempo tengo que hacer dieta?».

A veces vemos la fase de mantenimiento como la meta de una carrera. Bueno, dependiendo del enfoque que le des, sí que podría verse así, pero si esa llegada a la meta significa que, como ya te encuentras bien, vuelves a las mismas rutinas que te llevaron a enfermar, entonces todo lo que has hecho no te ha servido de nada.

Sé que puede parecer un poco duro y tajante, pero, así como abogo mucho por la flexibilidad y el disfrute no solo en la alimentación sino en todos los ámbitos de la vida, también abogo por el compromiso con uno mismo y con su propio proceso de sanación.

Llegar a implementar cambios de verdad, que funcionen, no es comprarte el pan sin gluten o tomarte tres veces al año el megasuplemento de la marca de moda porque dicen que te deshincha y te da energía.

El cambio real viene cuando revisas la manera en la que te relacionas con muchos ámbitos de tu vida y empiezas a realizar pequeños cambios desde ahí.

Una vez terminada la fase de eliminación-reintroducción, viene una parte importantísima: la de establecer unas bases de alimentación antiinflamatoria, una alimentación que te nutra y que realmente te ayude a sanar el SIBO, evitando las temidas recaídas.

Pero ¿qué beneficios nos aporta la alimentación antiinflamatoria?

1. Previene las enfermedades cardiovasculares, la hipertensión arterial, el colesterol y la diabetes.
2. Ayuda a mantener niveles adecuados de glucosa en sangre.
3. Ayuda a optimizar la salud intestinal, mejora las digestiones.
4. Mejora el sistema inmunitario.
5. Mejora el estado de ánimo y la recuperación de la energía.
6. Aumenta la saciedad y un mejor equilibrio y entendimiento de tus señales de hambre-saciedad.

Antes de detallarte las bases de una alimentación antiinflamatoria, cabe decir que, tal y como pasa en el metro o en el autobús, antes de entrar hay que dejar salir, ¿no crees? Por eso, antes tenemos que quitarnos todo aquello que nos hace daño o disminuir y reequilibrar cantidades.

¿Qué deberíamos «invitar a salir»?

- **Azúcar y refinados.** El azúcar es un potente antinutriente que acidifica el organismo y disminuye el sistema inmune, elevando el riesgo de enfermedades crónicas como la diabetes, problemas cardiacos y trastornos digestivos. Genera hiperglucemias, lo que conduce a la producción de radicales libres y citoquinas proinflamatorias.
- **Grasas trans o hidrogenadas.** La mayoría se obtienen a nivel industrial mediante un proceso químico por el que los aceites vegetales (que a temperatura ambiente son líquidos) se transforman en sólidos, como ciertas margarinas.

  Podemos encontrarlas en productos como: margarinas, mantecas, platos precocinados, bollería industrial, masas de hojaldre, frituras, etc.

  Favorecen la inflamación sistémica, es decir, de todo el organismo, sobre todo al calentarse, ya que generan sustancias potencialmente cancerígenas. También se convierten en «alimentos» muy difíciles de digerir y de metabolizar, suponiendo una sobrecarga extra de trabajo de muchos de nuestros órganos para minimizar el daño de esa entrada de toxinas en nuestro cuerpo.

- **Alcohol.** Aunque está muy normalizado en nuestra sociedad y aún se sigue escuchando que una copita al día es antioxidante, cabe recordar que causa inflamación y destrucción de las células del hígado. Aumenta la proteína C-reactiva (PCR), un marcador inflamatorio. Inhibe la producción de glóbulos rojos y blancos, lo que contribuye a un sistema inmune debilitado.
- **Gluten.** El gluten es otro temazo (y bastante complejo la verdad) del que muchas empresas se han aprovechado para crear productos insanos y venderlos como productos «saludables» simplemente porque llevan la etiqueta «sin gluten».

    El gluten es una proteína presente en el trigo, la cebada, el centeno, el kamut y la espelta principalmente, y su consumo puede provocar inflamación en ciertas personas debido a condiciones específicas (enfermedad celiaca, sensibilidad al gluten no celiaca y alergia al trigo).

    Algunos estudios sugieren que en personas que no tienen una sensibilidad específica al gluten pero que detrás hay enfermedades inflamatorias crónicas (como enfermedades autoinmunes, síndrome de intestino irritable o artritis reumatoide, entre otras), el consumo de gluten podría agravar síntomas en algunos casos debido a que la gliadina (proteína del gluten) puede aumentar la zonulina (proteína que modula la permeabilidad del intestino).

Pero una vez más habrá que tener en cuenta muchas cositas:

- **El tipo de afección que haya detrás** (celiaquía, alergia al trigo o sensibilidad).
- **El tipo de gluten.** Granos como la espelta, kamut, y *triticale* son variedades antiguas del trigo que contienen gluten, pero en menor cantidad que las variedades modernas. Algunas personas encuentran que estos granos causan menos molestias digestivas, aunque es importante recalcar que las personas con enfermedad celiaca y/o alérgicas al trigo deben evitarlo igualmente.

  De todas formas, si hay sensibilidad al gluten no celiaca o celiaquía, es recomendable evitar el gluten en general y otros posibles cereales sin gluten (maíz, avena) por posible reactividad cruzada.

- **La calidad del gluten.** Si te pones a pensar en el trigo de antes o, por ejemplo, cómo se elaboraba el pan antes (con masa madre, fermentaciones largas...), nada tiene que ver con cómo se hace ahora, en donde predominan cereales refinados con cocciones rápidas. El trigo moderno es el especialmente problemático, ya que además de gluten lleva fitatos y fructanos (como explicaba anteriormente en el apartado de dieta baja en FODMAP), que para sistemas digestivos «sensibles» puede ser una bomba.

- **Lácteos.** Tal y como comentaba en el apartado de dieta baja en FODMAP, no todos los lácteos son iguales, y también dependerá de si hay respuesta alérgica o intolerancia.

¿Qué productos hay en el mercado y que habitualmente encontramos en nuestra despensa son especialmente proinflamatorios y debemos invitar a salir?

- Bollería, cereales de desayuno procesados, galletas, tortitas maíz/arroz.
- Harinas, pan, pasta.
- Siropes, jarabes de glucosa, zumos de frutas.
- Precocinados, comida preparada.
- Bebidas carbonatadas, refrescos (con o sin alcohol).
- Salsas, caldos envasados.
- Edulcorantes.
- Productos *light*, sin azúcar o *zero*.
- Grasas trans y aceites vegetales (aceites de soja, maíz, girasol, palma).
- Exceso de carne roja (procesada).

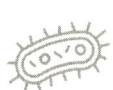 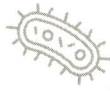 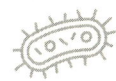

¿Cómo debería ser una alimentación antiinflamatoria?

Hoy en día encontramos numerosa información sobre la dieta antiinflamatoria, pero por mucho ruido que haya a nuestro alrededor, no significa que sea una moda pasajera.

Es un patrón de alimentación o estilo de vida basado en la ingesta de nutrientes y componentes que ayudan a evitar o disminuir procesos inflamatorios en el organismo. No hace falta esperar a tener SIBO ni ningún otro tipo de problema de salud para llevarla a cabo, sino que **es aplicable a cualquier persona que quiera mantener una alimentación equilibrada y óptima.**

Ten en cuenta que lo que te detallo en este apartado es solo un resumen de muchos matices que entran en juego dentro de la alimentación antiinflamatoria y que no hay ningún protocolo universal que sirva para todo el mundo por igual, ya que siempre habrá que individualizarlo y personalizarlo. Pero sí que existe una serie de pilares generales en lo que a alimentación antiinflamatoria se refiere.

Si tuviera que resumir este tipo de alimentación en tres pilares fundamentales, estos serían los siguientes:

Natural. Priorizar alimentos naturales, frescos y reales hace que evitemos comprar productos procesados, envasados, empaquetados o comida preparada. Volver a lo de antes, a la comida casera.

Una alimentación natural significa nutrirse de alimentos en su estado más cercano a como los ofrece la naturaleza, sin procesamientos industriales, sin aditivos químicos y respetando la integridad de sus nutrientes.

Implica elegir frutas, verduras, granos, legumbres, frutos secos, semillas, carnes y pescados sin modificaciones artificiales, y evitar productos ultraprocesados que contienen conservantes, colorantes o ingredientes artificiales.

En resumen, la alimentación natural es una forma de volver a lo básico, a lo que nuestro cuerpo realmente necesita, libre de la sobrecarga de ingredientes artificiales.

Variada. Muchas veces pensamos que para llegar a una alimentación variada necesitamos hacer todos los días comidas distintas e incluyendo alimentos que muchas veces no nos tocan ni por estación.

El problema actual es que a menudo la verdura que muchas personas consumen en el día a día no va más allá de tomate, pepino, lechuga, maíz y a veces algo de calabacín. Al final, los alimentos consumidos a lo largo de una semana se centran en derivados de los cereales refinados (pan, bollería, pasta, arroz), derivados de los lácteos, pavo, pollo, cerdo, huevos, los vegetales mencionados, y alguna fruta como plátano, zumo de naranja o manzana. Puede que no sea tu caso, pero sí el de muchas personas que, por desconocimiento o falta de tiempo, consumen semanalmente una variedad de alimentos muy reducida. Y si hablamos de los niños o adolescentes, muchas veces el número es incluso menor.

Como creo que con los ejemplos todo se visualiza mejor, te dejo un ejercicio para que puedas hacer en casa tranquilamente y que te hará tomar conciencia de la variedad de alimentos que llegas a introducir en tu dieta en una semana.

No hagas cambios drásticos ni especiales durante esta semana: no se trata de hacerlo genial, sino de ser sincero contigo y así tomar conciencia de cómo es tu actual consumo, porque solo así podrás empezar a pensar cómo mejorarlo.

Te dejo a continuación una lista de alimentos para que te sirva a modo de test o de inspiración. Obviamente deberás tener en cuenta la temporada, sobre todo en el caso de la fruta. Te invito a que apuntes o señales aquellos alimentos que sueles consumir con regularidad; si hay alguno que lo consumes pero solo una vez cada mucho tiempo, no lo apuntes.

- **Verduras y hortalizas:** lechuga, rúcula, canónigos, berros, endivias, cebolla, ajo, brócoli, coliflor, coles de Bruselas, col kale, espárragos, alcachofa, pimiento, calabacín, berenjena, calabaza, rábanos, apio, berza o repollo, col lombarda, borraja, escarola, espinacas, hinojo, judías verdes, acelga, achicoria, cardo, nabo, pe-

pino, puerro, remolacha, setas, champiñones, tomate y zanahoria.
- **Proteína:** carne magra (pollo, pavo, conejo...), cerdo, carne de vacuno, pescado blanco (merluza, bacalao, gallo, lenguado, rape, rodaballo...), pescado azul (salmón, sardinas, boquerones, anchoa, caballa...), marisco (calamar, sepia, pulpo, chipirón, gambas, mejillones, almejas...), huevos.
- **Fruta** (guíate por la temporada en la que estás): albaricoque, arándano, cereza, ciruela, frambuesa, fresa, granada, higo, lima, limón, mandarina, manzana, melocotón, melón, membrillo, mora, naranja, sandía, pomelo, uva, níspero, piña, plátano, aguacate, caqui, chirimoya, kiwi, mango, papaya, coco.
- **Carbohidratos:** pan, pasta, cereales y pseudocereales (arroz blanco, arroz rojo, arroz integral, quinoa, mijo, trigo sarraceno, avena, maíz), patata, boniato, yuca, galletas o bollería, tortitas o crackers, cereales de desayuno y derivados.
- **Legumbres:** garbanzos, lenteja, lenteja roja, alubias, guisantes, habas, frijoles.
- **Especias:** perejil, orégano, albahaca, pimienta, nuez moscada, cilantro, eneldo, laurel, mejorana, romero, tomillo, canela, anís, cardamomo, clavo, cúrcuma, jengibre, hinojo, curri.
- **Lácteos:** leche, yogur, kéfir, natillas, flan, cuajada, helado, queso (en todos sus tipos).

- **Bebidas:** café, infusiones o tés, alcohol, bebidas carbonatadas.
- **Otros:** azúcar blanco, edulcorantes.

Y ahora, una vez que ya tienes tu lista, te animo a que elabores una nueva lista o planificación semanal para llegar a incorporar **hasta cien alimentos distintos en una semana**, intentando reequilibrar las cantidades entre ellos, es decir, procura disminuir la cantidad de aquellos alimentos refinados (pasta, arroz blanco, pan blanco, azúcares y procesados) o, si en tu caso consumes mucha carne, intenta disminuir (incluso evitar) el exceso de carne roja y aumentar el consumo de pescado, huevos o legumbres.

Sé que lo estás pensando, pero ¡no me he vuelto loca! No es algo para hacer rápido y puede costar, lo sé, pero piensa que las especias también cuentan como alimento y la gente no las suele incorporar en su dieta, más allá de la pimienta. Olvidamos que algo tan pequeño tiene tantas propiedades.

Con la lista ya elaborada, no tienes por qué empezar de la noche a la mañana, sino que puedes ir probando a cambiar poco a poco.

¡Mucho ánimo!

Nutritiva. No es lo mismo comer para «callar» el hambre que comer para nutrirnos. En el primer caso, lo que buscamos es cuantificar calorías como mero efecto transaccional y, en el segundo, el objetivo es obtener nutrientes para garantizar el buen funcionamiento de tus órganos, tejidos o células. Sin los nutrientes correctos, ¿cómo vamos a pretender mejorar o sanar ese proceso inflamatorio que pueda estar pasando tu cuerpo?

Por eso, **es importante que los platos sean ricos en densidad nutricional.** La densidad NUTRICIONAL vendría siendo la cantidad de nutrientes (en especial, micronutrientes y fitoquímicos, como vitaminas, minerales o antioxidantes) por caloría. Hoy en día se consumen alimentos con un alto contenido calórico, pero muy deficitarios en micronutrientes.

Por ponerte un ejemplo simple y rápido: puedes estar consumiendo la misma cantidad de calorías de un aguacate que de unas galletas refinadas, pero del aguacate estarás obteniendo fibra, vitaminas E, K, B6 y C, así como potasio, y de las galletas refinadas el valor nutricional que estarás obteniendo será casi nulo, además del efecto proinflamatorio en tu cuerpo. Sé que puede parecer un ejemplo exagerado y muy simplista, pero si nuestra alimentación se basa en alimentos poco nutritivos, se empieza a generar una descompensación y desequilibrio en el cuerpo que acaba pasando factura.

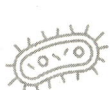 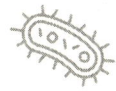 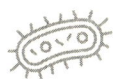

+ DENSIDAD NUTRICIONAL	− DENSIDAD NUTRICIONAL
✓ Se activa la saciedad y disminuye el estado de alerta.	✗ Se ralentiza el metabolismo y aumentan las reservas de grasas.
✓ El organismo se relaja y mejoran las funciones orgánicas.	✗ Se altera la relación hambre-saciedad y hay déficit nutricional.

¿Qué tener en cuenta para una nutrición antiinflamatoria?

Equilibrio entre omega-3 y omega-6

Los omega-3 y omega-6 son ácidos grasos esenciales, es decir, que debemos obtener a través de la dieta, ya que el cuerpo no es capaz de sintetizarlas.

Y aunque ambos son esenciales, no tienen el mismo efecto en tu organismo. En la actualidad, lo que nos encontramos es que el consumo de ambos difiere bastante, siendo el ratio de omega-6 superior al de omega-3; a veces, el consumo de omega-3 es casi nulo, de aproximadamente 15-25:1. Este desequilibrio puede potenciar inflamaciones crónicas y dificultar la recuperación de procesos inflamatorios. Las recomendaciones oficiales apuntan a que la relación correcta entre omega-6 y omega-3 debería ser de 5:1 o inferior.

Para que lo puedas entender mejor, ¿dónde encontramos cada tipo de ácido graso?

- Los ácidos grasos omega-3 los encontramos principalmente en el pescado azul y en las algas.
- Los ácidos grasos omega-6 los encontramos en los aceites de girasol, soja, maíz (todos estos aceites se utilizan ampliamente en la industria alimentaria para producir productos procesados y ultraprocesados), carnes procesadas, embutidos, etc.

Equilibrio glucémico en el plato en tu día a día

¿Alguna vez te has sentido a nivel físico y emocional como si estuvieras en una montaña rusa? Si tu respuesta es no, ¡eres mi héroe!

Vamos a ver un ejemplo sencillo de un día montado en la montaña rusa:

7.30 h: Te levantas sin energía («¿cómo es posible si he dormido del tirón?») y lo único en lo que puedes pensar es en desayunar. Te tomas un zumo de naranja natural, café con leche y unas tostadas con mermelada. ¡Buah! De repente estás como Hulk, como si una fuerza bruta te atravesara por todo el cuerpo. ¡Ahora te sientes genial! Ya estás listo para irte al trabajo.

10.00 h: Tienes una reunión dentro de cinco minutos, pero empiezas a notar como si te estuvieran chupando poquito a poco toda la energía que tenías, esta vez incluso notas mareos y mucha irritación. «Qué sensación más desagradable, ¿qué me pasará?». Para poder seguir con tu rutina, necesitas picar algo, esta vez tres galletitas que te han dicho que son muy «saludables» y otro cafetito. Con esto estás seguro de que vuelves a despertar.

13.00 h: «¡Cuánta hambre tengo!». Llegas tan «pasado de rosca» que te comes el platazo de pasta (con zanahoria, maíz y una lata de atún) tan tan rápido que no te das cuenta de que has comido demasiado. Te tomas un cortadito para aguantar la dura tarde de trabajo que te espera.

15:00 h: «¡Dios mío, me muero de sueño!». No puedes mantener los ojos abiertos. Si estás en casa, necesitas echarte una siesta porque el cansancio es excesivo e incluso a nivel mental te sientes muy lento. Si estás en el trabajo, la tarde que te queda por delante se te hace eterna, estás deseando llegar a casa y al sillón.

17:00 h: Tus tripas empiezan a rugir y sientes hambre de nuevo. Picas algo rápido, esta vez una barrita de cereales con fruta —«Si llevan frutita no estarán tan mal, ¿no?»—. Sientes un pequeño alivio, pero pequeño. Es más, esto desencadena más nervios y más hambre. Intentas no pensar en comida, pero tu mente no puede dejar de pensar en esa chocolatina y frutos secos que tienes guardados en el escritorio.

18:00 h: Te acabas comiendo la chocolatina entera con un puñado de frutos secos. ¡Mi cuerpo vuelve a tener gasolina!

20:00 h: Llegas a casa tan destrozado que solo pensar qué hacer de cena te agota mucho más. Como no tienes energía, decides prepararte algo rápido, unas tostaditas de pan con queso y jamón y de postre un yogurcito de frutas —«Dicen que tiene bichos buenos para mi barriga, ¿no?», piensas—.

Puede que este ejemplo te haya parecido exagerado y teatralizado, pero para otras muchas personas es su realidad diaria. Además, si pongo este ejemplo no es porque me lo haya sacado de la manga y me lo haya inventado, no, sino porque conozco de primera mano esta rutina y esas sensaciones, y lo peor de todo es que, durante mucho tiempo, pensaba que el hambre constante era una respuesta a la falta de azúcares.

Poniéndonos un poco más formales con la explicación, desde que empiezas a comer, tu páncreas bombea la hormona insulina. **La función de la insulina es evitar que suba mucho la glucosa en sangre para enviarla a tus células.** Forma parte del proceso normal para que tu cuerpo procese correctamente los carbohidratos.

Pero ¿qué pasa cuando hay un consumo alto de azúcares o refinados? Que la glucosa sube mucho y la insulina, para poder contrarrestar ese impacto, se dispara también.

Hiperglucemia. El azúcar se absorbe rápidamente en la sangre y provoca un pico glucémico. Esto lo que hace es que tu humor mejora de manera puntual porque tus niveles de energía se elevan. ¡Te sientes fantástico!

Hipoglucemia. Pero este subidón no dura para siempre, a las dos horas de haber ingerido estos productos (o incluso antes) notas como tus niveles de glucosa disminuyen estrepitosamente, generando cansancio, mal humor, mareos, tristeza y mucha más hambre de lo mismo.

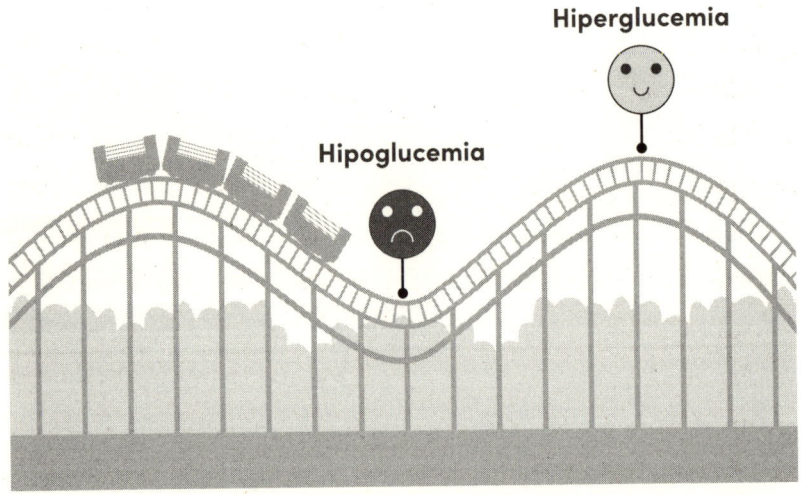

Por supuesto, consumir este tipo de productos de manera puntual en una persona sana no va a suponerle gran desequilibrio. El problema viene cuando entras en este círculo vicioso día tras día.

Mantener al cuerpo en estas oscilaciones glucémicas genera un desajuste y un desgaste a todos los niveles, lo que da paso a patologías como resistencia a la insulina, diabetes II, obesidad, SOP (síndrome de ovario poliquístico) o patologías digestivas, con todo lo que ello implica.

¿Qué alimentos entran aquí dentro? Debo matizar una cosa: aquí no hablo de cosas «buenas» o «malas», ya que todo depende de la cantidad, calidad, periodicidad de uso, estado de salud de la persona y muchos etcéteras más. Con los alimentos que detallo a continuación, lo que muestro son aquellos que tienen ese efecto de montaña rusa en tu organismo si el consumo es continuo. Hay mucho marketing detrás del mundo de la alimentación y el etiquetado, muchos eslóganes engañosos y promesas publicitarias que lo que buscan es confundir al personal. No se trata de eliminar porque yo te lo digo, ¡ni mucho menos!, sino de aprender, empaparse de información que te sirva para tomar mayor conciencia de lo que estás comiendo, y así empoderarte y decidir tú lo que te viene bien y no ellos.

Algunos alimentos que potencian que tu organismo esté en un parque de atracciones todo el día (y no siempre pasándoselo bien) son:

- Todos los azúcares y derivados (muchos de ellos escondidos en procesados y sus etiquetas):
  o Azúcar blanco refinado.
  o Azúcar moreno, de dátil, de caña, de coco, etc.
  o Miel.
  o Siropes y jarabes de todo tipo.

- o Concentrados de frutas.
- o Caramelos.
- Bebidas carbonatadas y alcohólicas.
- Cereales y harinas refinadas: arroz blanco, pasta blanca, pan, bollería, cereales refinados.
- Todos los alimentos procesados. Por mucho que unas galletas lleven en su *packaging* «sin azúcares añadidos», no quiere decir que estén libre de azúcar, sino que han podido sustituir los azúcares por edulcorantes muchas veces perjudiciales para tu microbiota intestinal.
- Snacks y golosinas.

No se trata de quitarse los carbohidratos de manera radical ni de no volver a tomar azúcar nunca más, sino de ser conscientes de cuándo estamos tomándolos realmente y también de reducir su consumo si es más alto de lo que debería.

Algunos consejos para disminuir el índice glucémico son:

- **La presencia de fibra** funciona como una barrera que disminuye la velocidad de absorción de los hidratos de carbono. Es decir, que nuestro plato contenga fibra hará que el IG global disminuya. Por eso los alimentos integrales tienen un índice glucémico menor que los refinados y, por destacar, más beneficiosa es la fibra prebiótica o MAC, de la que te hablo más adelante.

- **El punto de cocción** afecta al índice glucémico. Para evitar que se dispare, cocina siempre al dente. Que no se te pasen ni la pasta, ni el arroz, ni las patatas.
- La **temperatura** es una forma sencilla de reducir el índice glucémico de los alimentos ricos en almidones. Lo ideal es enfriarlos después de cocinarlos, como ya hemos explicado al hablar del almidón resistente. Deja reposar un tiempo en la nevera la pasta, el arroz, la avena o las patatas una vez cocinados (idealmente, cocínalos de un día para otro).
- **Acompaña estos alimentos con grasas saludables** (aguacate, frutos secos, pescado azul, aceite de oliva…) y **proteínas** (carne, pescado, huevos). Las grasas y proteínas ayudan a mantener la glucosa en sangre más estable y reducen el índice glucémico del plato al hacer que la absorción de carbohidratos sea más gradual.

Los MAC o la fibra para nuestra microbiota

La alimentación es una gran moduladora de la microbiota y su sustrato preferido es la fibra, por lo que sin ella difícilmente va a estar contenta. **Para una correcta diversidad microbiana y la proliferación de nuestras bacterias buenas, es imprescindible incorporar en nuestra alimentación la fibra MAC** (como ya hemos mencionado, por sus siglas en inglés:

microbiota accesible carbohydrates), es decir, hidratos de carbono accesibles para la microbiota, o lo que hasta ahora se ha denominado fibra.

No todas las fibras son iguales ni accesibles por nuestra microbiota. Podemos distinguir entre:

- **Fibra insoluble.** Retiene poca agua, se hincha poco y no puede ser fermentada por nuestra microbiota o puede pero poco. De todas formas, también es beneficiosa por su capacidad para limpiar el intestino, desprendiendo los desechos de sus paredes. Aquí podemos encontrar los cereales integrales, el salvado de trigo, el salvado de avena y verduras de hoja verde, entre otras.
- **Fibra soluble o MAC.** Capta mucha agua y es muy fermentable por la microbiota. Además de enlentecer la absorción de azúcares y grasas de lo que estás comiendo. La podemos encontrar en:
  - Almidón resistente: de forma natural, en el plátano macho, boniato, castañas, trigo sarraceno, legumbres, avena o en el arroz o patata que han sido cocinados y enfriados previamente.
  - Mucílagos: semillas de lino y chía.
  - Fructooligosacáridos (FOS) e inulina: cebolla, puerro, espárragos, alcachofa, plátano, etc.
  - Pectinas: principalmente en frutas como la manzana, limón, arándanos, moras, mandarinas, pomelo, etc.
  - Betaglucanos: en las setas, las algas o la avena.

La dieta de hoy en día se basa en un consumo excesivo de alimentos procesados ricos en grasas insolubles, azúcar y una muy pobre alimentación, sobre todo en micronutrientes y fibra. Para que te hagas una idea, las recomendaciones actuales de ingesta de fibra son de aproximadamente 30 gramos al día (dando prioridad a la fibra fermentable sobre la no fermentable) y lo que se está consumiendo de media no llega a los 15 gramos.

No quiero decir con esto que se elimine toda la fibra insoluble, sino que busquemos un equilibrio, como en todo. Si en tu dieta no existe un consumo de fibra fermentable, puede ser que notes menos estabilidad metabólica, con más antojos, ganas de comer dulce o hidratos refinados que te proporcionen energía rápida. Por eso, cuanto más rica y diversa sea nuestra alimentación en MAC, mayor diversidad de bacterias intestinales tendremos.

Lo que comemos influye en nuestra microbiota y una microbiota en equilibrio nos ayuda a evitar enfermedades.

Los fermentados o ¡bichitos en acción!

Aunque pensemos que se trata de una moda pasajera, te diré que los alimentos fermentados, como el yogur, el kéfir o el chucrut, son elementos básicos en la dieta de muchas culturas de todo el mundo, incluida la nuestra desde hace muchísimos años.

Un alimento fermentado o probiótico es aquel que ha sido transformado por la acción de microorganismos (bacterias o levaduras) de forma controlada. Por lo tanto, son alimentos que contienen bacterias vivas que nos ayudan principalmente a:

- Mejorar la diversidad de nuestra microbiota intestinal. Son bacterias vivas y activas capaces de luchar contra patógenos.
- Favorecer la producción de enzimas naturales que activan la digestión.
- Disminuir el riesgo de enfermedades inflamatorias, de cáncer colorrectal y mejorar los síntomas del síndrome del intestino irritable.
- Potenciar la salud inmunológica.

Los alimentos probióticos (los bichitos) y los prebióticos (el alimento) son algo que tiene que ir de la mano. Los probióticos o alimentos fermentados te aportarán mayor diversidad microbiana y, mediante los prebióticos o fibra fermentable, mantienes alimentados y contentos a estos bichitos.

¿Qué alimentos son fermentados?

- Yogur y kéfir.
- Quesos.

- Kéfir de agua.
- Chucrut y kimchi.
- Miso.
- Kombucha.
- Tempeh.
- Vinagre de manzana sin filtrar.
- Encurtidos (aceitunas, pepinillos…), pero no los procesados que solemos ver en supermercados, ya que la mayoría están pasteurizados (por lo que es complicado que haya microorganismos) y encurtidos en vinagre y otros aditivos. Busca productos con ingredientes simples (vegetal, agua y sal) y que no estén pasteurizados. Otra opción es hacerlos en casa; no lo parece, pero ¡es muy sencillo!
- Natto.
- Chocolate negro (de más de 85 por ciento de cacao).

Y recuerda que para tener bien alimentados a estos bichitos, no olvides añadir a tu plato fibra fermentable o prebiótica que ya hemos mencionado (patata dejada a enfriar, setas, brócoli, cebolla, avena, etc.).

ANTIBIÓTICOS Y SUPLEMENTACIÓN NATURAL

Hasta ahora, lo que hemos hecho ha sido matar de hambre a esos bichitos que están sobrecrecidos para aliviar así tus síntomas. Ahora entramos en la fase más de limpieza. Esta fase es importante, pero no la única, por supuesto.

En el abordaje de limpieza tenemos dos opciones o combinación de ellas. Por una parte, tenemos los antibióticos convencionales y, por otra parte, los «antibióticos» naturales o herbáceos, que los conforman plantas y otros compuestos.

Aunque el tiempo de tratamiento habrá que adaptarlo a las necesidades que tenga cada persona, más o menos se suele hacer en diferentes fases o ciclos:

- En el caso de los herbáceos, se suele extender 30 días la toma de un herbáceo para luego rotar a otro diferente en caso necesario. Otra opción para mejorar la adherencia del herbáceo sería una toma de 20 días, descansar 10 para luego volver a retomar con otro diferente. O la combinación de dos herbáceos diferentes a la vez.
- En el caso de la toma de antibiótico convencional, se recomiendan ciclos de entre 7 y 14 días rotando los fármacos si fuese necesario para evitar resistencias.
- Otra opción es la combinación de ambos mundos: antibióticos más herbáceos. Por ejemplo, de 7 a 10 días de antibiótico y después complementar el resto del mes con herbáceo. A veces, cuando el SIBO se nos está haciendo resistente, podemos probar combinaciones como esta.

Antibióticos

Para el tratamiento del SIBO, ¿es mejor recurrir a los antibióticos o a los herbáceos? Esta es otra de las preguntas que más se repite. Y, bueno, depende: ni mucho menos te voy a decir un rotundo no a tomar antibióticos, porque no sé en qué situación estás ni lo que estás atravesando. Los antibióticos se crearon a mitad del siglo XX para salvar vidas: según qué afecciones y en qué momentos, serán necesarios.

Seguramente alguna vez en tu vida te habrá tocado llevar a cabo algún tratamiento antibiótico, aunque muchas veces no fuera la opción ni más beneficiosa ni la más necesaria por la poca gravedad de la situación, esto también hay que matizarlo.

Los antibióticos son medicamentos que sirven para combatir las infecciones bacterianas, pero no aquellas causadas por virus (como gripes, resfriados, bronquitis...) ni por hongos, al revés, generan mayor proliferación o crecimiento. Si eres una mujer, ¿no te ha pasado alguna vez que, tras la toma de tratamiento antibiótico, has empezado a sufrir candidiasis vaginal? Por poner otro ejemplo, un antibiótico es el tratamiento correcto para la amigdalitis estreptocócica, que la produce una bacteria; sin embargo, no es el tratamiento adecuado para la mayoría de los dolores de garganta, que los causan los virus.

Solo a modo de recordatorio, en estas otras infecciones virales frecuentes no sirve tomar antibióticos: resfriado, gripe, bronquitis, la mayoría de los tipos de tos, algunas infecciones del oído, algunas infecciones de los senos paranasales o incluso la enfermedad por coronavirus 2019 (COVID-19).

¿Por qué insisto en esto? Pues porque en los últimos años se ha visto un preocupante uso de antibióticos para tratar cualquier dolencia que se nos presenta. **El uso excesivo de antibióticos ha generado que algunas cepas de bacterias desarrollen resistencia a ellos, por lo que muchos medicamentos han sufrido una disminución de su efectividad.** Algo importante y que hay que tener en cuenta, ya que la resistencia a los antibióticos, por razones obvias, es uno de los problemas de salud más urgentes. Por favor, haz un uso consciente y responsable y nunca te automediques.

Ventajas y desventajas de los antibióticos

Ventajas:

- Es más rápido y barato.

Desventajas:

- ¡No discriminan! Arrasamos con todo lo «malo», pero también con todo lo «bueno», muchas especies microbianas (protectora, inmunomoduladora...). De ahí que podamos sentirnos bien al principio, pero a corto plazo, si no recuperamos el panorama que hemos dejado, podemos ir incluso a peor o volver a recaer.

- Puede erradicar hasta el 70 por ciento de tu microbiota y hacer que esta tarde hasta un año o más en mejorar. Estando tan débil, la microbiota permitirá que sobrecrezcan patógenos y bacterias oportunistas.
- Pueden aparecer otras infecciones, como la cándida o la *Clostridium difficile*, que está presente en el 15-20 por ciento de las diarreas asociadas al consumo de antibióticos.
- Puede empezar o aumentar las molestias digestivas: ardores, dolores o inflamación. ¡Irrita mucho la mucosa!
- Nuestro sistema inmune se ve debilitado, por lo que nos volvemos más propensos a recaídas.

Se han descrito diferentes antibióticos convencionales de amplio espectro para tratar el SIBO, pero el más usado y con más evidencia científica detrás es la rifaximina, seguido por la neomicina.

En el caso de la **rifaximina**, de todos los antibióticos del SIBO es, sin duda, el más usado y el más estudiado debido a su baja tasa de resistencia y a su buena tolerancia. Se ha visto que consigue un ratio de erradicación del SIBO de entre un 50-60 por ciento, aproximadamente, aunque aún queda mucha investigación pendiente al respecto.

Es el que mejor se tolera y menos daño deja.	No se absorbe sistémicamente, el 99 por ciento permanece en el intestino.	Tiene pocos efectos adversos o interacciones con otros medicamentos.	Actúa principalmente en el intestino delgado.

Una recomendación general que suele hacerse de la rifaximina es la toma de 10 días al mes durante 6 meses de manera continuada. Desde mi punto de vista es una recomendación a medias. Hay personas que he visto que han podido mejorar la distensión abdominal a corto plazo, pero en el momento en que han dejado el fármaco vuelven a tener molestias e hinchazón.

Generalmente se suele usar rifaximina más en casos de SIBO hidrógeno, y combinado con neomicina en casos de metano y SIBO sulfuro de hidrógeno. Y si hablamos de la neomicina, esta se suele usar más para IMO y combinado con la rifaximina si hay varios tipos de SIBO.

Lo que sí que debes tener en cuenta es que **el tratamiento que hagas con antibióticos por sí solo no aborda por completo la disbiosis microbiana asociada al SIBO,** ya que los antibióticos no restauran ni mucho menos el pequeño «desastre» que hay en tu intestino. De hecho, muchas veces puede darte un resultado negativo en test de aliento postratamiento, pero tú puedes seguir sintiéndote mal. Tu objetivo no ha de ser conseguir que la prueba de SIBO arroje un negativo, sino mejorar tus síntomas, mejorar tu malestar y en general tu salud: esa es la mejor señal de que vas por el buen camino.

¡A TENER EN CUENTA!

¿Qué hacer cuando tomes antibiótico?

- **Sí o sí**, tanto durante como después, tomar **probióticos:**
  - Durante la toma, asegúrate de tomar alguno que lleve *Saccharomyces boulardii*.
  - Después: *Lactobacillus* junto con *Bifidobacterium*.
- Consume alimentos **fermentados**: kombucha, kéfir de cabra, miso, chucrut, etc.
- Complementa el tratamiento con **alimentos prebióticos de fácil digestión** (patata, boniato, verduras cocinadas y en cremas...) o evalúa otros como, por ejemplo, la **goma guar parcialmente hidrolizada**, un agente prebiótico que favorece el crecimiento de bacterias pertenecientes a tu microbiota protectora, como las *Bifidobacterium* y *Lactobacillus*.

> → Recuperar tus mucosas. Muchas veces nos toca tomar antibiótico de manera inmediata y no tenemos tiempo de reacción, pero en el caso de que tengas tiempo, por ejemplo, una semana, empieza ya mejorando tus mucosas pretratamiento, sobre todo si ya venías de un sistema digestivo debilitado. Esto te ayudará a que el antibiótico no te afecte tan negativamente. También durante el tratamiento y sobre todo después de este será fundamental.

Herbáceos

Siempre he sido partidaria de recuperar la fitoterapia y todo lo esencial que la naturaleza nos ofrece, que es mucho, por eso **a la hora de tratar un SIBO, los herbáceos son para mí la opción ganadora.**

Aquí entramos en un mundo muy amplio y de muchas posibilidades. La elección del herbáceo será totalmente individualizada, así como la dosis que hay que aplicar.

Recuerda que lo natural no es inocuo y puede haber diversas interacciones y precauciones que se deben tener en cuenta antes de tomarlo.

Es recomendable buscar herbáceos que tengan un espectro amplio y e ir rotando dos o tres de ellos según tu necesidad, sobre todo cuando se mezclan dos tipos de SIBO, para así conseguir cubrir más variedad de microorganismos y diferentes mecanismos de acción mejorando la eficacia del tratamiento.

Es decir, imagínate que lo que tienes es un IMO (SIBO metano) pero muy probablemente haya un SIFO (SIBO fúngico) detrás de ese, ya que no son excluyentes entre sí (esto es algo que me encuentro de manera muy frecuente). Por lo tanto, buscar herbáceos que tengan un efecto simultáneo y transversal para ambos SIBO hará que el tratamiento sea más efectivo. Tomar, por ejemplo, un aceite de orégano siempre o hacer tomas continuas cada cierto tiempo casi de manera crónica me parece un completo error. Menciono el aceite de orégano porque es un aceite esencial de muy amplio espectro que sé que la gente suele comprarse y tomar como piruletas y de manera casi cronificada, porque «como es natural y de momento me hace bien, pues no pasará nada porque lo tome durante meses», y no es así, ni mucho menos.

Primero, porque no estamos usando el herbáceo de manera estratégica, lo que puede hacernos perder su efectividad, y, segundo, porque, como vengo diciendo, **los herbáceos no por ser naturales son inocuos**, y lo que buscamos con la alternativa natural es completamente distinto a aquello a lo que el mundo médico nos tiene acostumbrados, que es a vivir enfermos y necesitar un medicamento de por vida.

Cuando empieces las tomas de herbáceos, te recomiendo que lo hagas de manera progresiva, de menos a más. Por ejemplo, si tienes que hacer una toma en cada comida, empieza por una toma en el desayuno durante 2-3 días. Si te sienta bien, añade la de la comida durante 2-3 días más, y si también la toleras, añade la de la cena. De esta manera te aseguras de ser consciente del efecto que tiene en tu cuerpo y de evitar o minimizar al máximo el posible *die-off* o crisis curativa (esto te lo explico enseguida).

Ventajas y desventajas de los herbáceos

Ventajas:

- Se enfocan en el «malo» sin alterar a los «buenos», esto implica que no hay efectos secundarios.
- Estimulan el sistema inmunitario para prevenir recidivas o recaídas.
- No presentan fenómenos de resistencia ni de toxicidad (con las dosis recomendadas obviamente).
- Evitan el crecimiento fúngico, como la conocida cándida, que aprovecha para sobrecrecer con la toma de antibióticos.
- No solo presentan efectos antimicrobianos, sino que la mayoría aporta propiedades antioxidantes y antiinflamatorias que ayudarán en el proceso. También cabe des-

tacar que algunos herbáceos tienen efecto antibiofilm, lo que nos ayudará a «matar dos pájaros de un tiro». Tranquilo, después te cuento más sobre estas comunidades tan peculiares y cómo pillarlas desprevenidas.

Desventajas:

- No hay muchos estudios clínicos al respecto, aunque poco a poco van apareciendo.
- El tratamiento suele ser más caro, debido a que muchas veces necesitamos dosis altas para conseguir mayor efectividad o varias tandas de herbáceos.
- Es más lento y el proceso puede alargarse. Pero ¡nadie dijo que lo rápido fuera lo mejor!

PRECAUCIÓN

No por ser naturales significa que los herbáceos y muchos aceites esenciales sean inocuos. Hay algunos aceites esenciales que tienen una alta capacidad antimicrobiana y, aunque no llegan ni por asomo al efecto «arrasador» del antibiótico convencional, muchas veces observo un uso incorrecto que podría perjudicar más que ayudar.

El mundo natural también tiene contraindicaciones e interacciones con algunos fármacos, por lo que, aunque en el libro comento algunas precauciones sobre algunos herbáceos, siempre recomiendo que todo tratamiento sea llevado y aconsejado por un profesional especializado que te indique cuál es el mejor para ti.

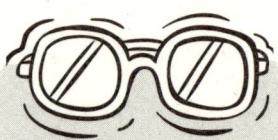

A TENER EN CUENTA
¿Qué hacer cuando tomes herbáceos?

- Si las mucosas están dañadas y hay bastante sensibilidad, según qué herbáceos pueden generar ciertas molestias. En estos casos es más recomendable retrasar el tratamiento de limpieza un mes o más según tu necesidad y hacer un trabajo previo de mejorar bien la digestión y las mucosas. Esto es muy importante; de hecho, a menudo realizando este paso mejoran mucho los síntomas.
- Puede pasar que, al empezar el tratamiento, sobre todo cuando alcanzamos dosis más altas, empecemos a notar empeoramiento, algo que parece contradictorio, ¿no? Pero tranquilo, puede ser algo normal. Esto se conoce como **el *die-off* o crisis curativa**, y es un empeoramiento transitorio de los síntomas debido a

la liberación de toxinas por parte de los microorganismos que están siendo eliminados por el tratamiento. Al matar a estas bacterias se produce muchísima más cantidad de lipopolisacáridos, que llegan a la sangre y hacen que la inflamación sea mucho más grave, produciendo incluso neuroinflamación. Este es el motivo por el que un síntoma típico de *die-off* es el dolor de cabeza y la neblina mental. Otros síntomas que puedes notar son: febrícula, escalofríos, náuseas, hipotensión, vómitos o lesiones cutáneas como acné. Lo que puedes hacer es hidratarte mucho durante esto días e intentar descansar lo máximo que puedas y que tu logística te permita. Es importante apoyar las vías de desintoxicación para que esta liberación de toxinas sea lo más «ordenada» y segura posible. Algunas estrategias clave incluyen:

1. **Hidratación adecuada.** Beber suficiente agua ayuda a los riñones a eliminar toxinas y facilita el tránsito intestinal, evitando la acumulación de desechos.
2. **Alimentos ricos en antioxidantes y nutrientes.** Consumir frutas y verduras proporciona vitaminas y minerales esenciales para la función hepática.

3. **Apoyo al hígado.** Consumir alimentos como el brócoli, la cúrcuma, el ajo y el diente de león estimula las enzimas hepáticas responsables de la desintoxicación.
4. **Evitar toxinas adicionales.** Limitar la entrada de toxinas como el consumo de alcohol, los alimentos procesados, los contaminantes, o incluso el estrés, ayuda a reducir la carga adicional en las vías de desintoxicación.
5. **Movilidad y sudoración.** La actividad física y la sauna promueven la eliminación de toxinas a través del sudor y ayudan a la circulación linfática.

Recordemos que no hay un tratamiento único para cada tipo de SIBO, sino muchos y muy variados dependiendo de la persona. Algo que ayuda mucho en el tratamiento es la combinación de herbáceos juntos con prebióticos y probióticos, pero tranquilo, poco a poco te iré desgranando más.

A continuación te dejo una lista de herbáceos que funcionan para el SIBO, algunos funcionarán más a nivel específico y otros de manera más transversal, es decir, que te servirán no solo para tratar el SIBO sino también para otros tipos de disbiosis.

Aceite de orégano
(Origanum vulgare)

El orégano es una planta aromática utilizada durante miles de años no solo para dar sabor a nuestros platos, sino también como tratamiento natural para multitud de afecciones.

En el caso del aceite esencial de orégano, este es quizá, de todos los herbáceos beneficiosos para el SIBO, uno de los más conocidos, en especial por ser muy transversal: **puede usarse para tratar los cuatro tipos de SIBO.**

Entre los principios activos destacan el carvacrol y el timol, que le confieren propiedades antimicrobianas, antivirales, antifúngicas y antiparasitarias, así como también su efecto antioxidante, antiinflamatorio y analgésico.

Algo que se puede destacar del aceite esencial de orégano es su capacidad antibiofilm, capaz de inhibir la formación del biofilm (que te explico más adelante) y de dispersarlo, algo importante que tener en cuenta cuando se nos resiste el tratamiento y se producen recaídas más adelante.

Si hay gastritis o reflujo gastroesofágico, puede no sentar muy bien e incluso generar molestias debido a la sensibilidad de las mucosas. En estos casos, no se debe tomar en gotas (siempre hay que diluir en agua o en un aceite vegetal) y sería mejor probar en perlas o cápsulas. Si aun así hay molestias, se debe dejar para más adelante.

Agracejo
(Berberis vulgaris), berberina

La berberina es un compuesto natural de color amarillo brillante derivado de varias plantas, siendo la más conocida y donde mayor cantidad de berberina hay el agracejo *(Berberis vulgaris)*.

En la medicina tradicional china y la ayurvédica se ha empleado para tratar diarreas, dolor abdominal y urgencia por la defecación, por lo que puede ser útil en el SIBO sulfuro de hidrógeno.

Aunque estaría indicado para los cuatro tipos de SIBO, se debe tener precaución si hay tendencia al estreñimiento, ya que la berberina podría estreñir aún más. Más detalles que hay que tener en cuenta:

- Uno de los efectos secundarios que pueden surgir son molestias gastrointestinales: síntomas como malestar estomacal, náuseas o dolor abdominal.
- No lo suelo recomendar en el caso de SIBO metano, ya que puede empeorar el estreñimiento, por lo que si tienes tendencia a la dificultad para ir al baño, te recomendaría otro tipo de herbáceo.
- Debido a su capacidad hipoglucémica, es necesario que las personas con diabetes revisen regularmente sus niveles de azúcar si están tomando berberina, y ajusten con su médico su medicación.

Ajo *(Allium sativum)*

Llegamos al ajo, considerado un superalimento desde la antigüedad y muchas veces denominado como el antibiótico natural. Recuerdo cómo cuando yo era pequeña mi abuela por parte de padre se comía un diente de ajo crudo todas las mañanas, y siempre decía que era lo que mejor le venía para estar fuerte. Cuando me fui a la universidad, empecé a cogerle el gusto a comerlo crudo y lo incluía a veces para cenar, especialmente cuando estaba soltera, por supuesto, ya que ¡el aliento que te deja es majo! Años después, cuando mis problemas digestivos empeoraron, era tal la sensibilidad y el malestar que me provocaba que durante mucho tiempo estuve sin poder comerlo, ¡con lo que me gustaba! Ahora puedo decir que, después de mucho trabajo y de hacerlo muy poquito a poco, he vuelto a introducirlo en mi dieta sin que me dé ningún tipo de problema.

Al ajo se le atribuyen multitud de propiedades antioxidantes, antibacterianas, antiparasitarias, antifúngicas y antiinflamatorias, totalmente respaldadas por múltiples estudios científicos.

El principal componente activo del ajo es la alicina, que tiene una variedad de actividades antimicrobianas. En su forma pura, ha mostrado gran actividad antifúngica, especialmente frente a *Candida albicans*, actividad antiparasitaria, como con *Entamoeba histolytica* y *Giardia lamblia*, y antibacteriana, como es el caso de algunas cepas de *E. coli*. Vamos, una joyita en tu cocina que no puede faltar.

CURIOSIDAD

La **alicina** es un compuesto sulfurado que se produce o se forma al machacar o cortar el ajo fresco. Por lo que, si lo calientas, ya no estarás aprovechando las propiedades de este principio activo.

Como el ajo es un alimento bastante potente y que se suele eliminar en dietas de SIBO, puedes recurrir a la suplementación de manera puntual, pero siempre que puedas, te guste y toleres, introducir el alimento en tu día a día sin tener que recurrir a la suplementación es una manera excelente de prevención.

En este caso, **el ajo lo recomiendo para IMO y para SIFO**; estaría desaconsejado en caso de SIBO sulfuro de hidrógeno, ya que recuerda que, si hay un exceso de bacterias reductoras de sulfato, estas pueden convertir el azufre de los alimentos en sulfuro de hidrógeno, lo que empeoraría aún más los síntomas.

Árbol del té *(Melaleuca alternifolia)*

El árbol del té es otro de los herbáceos más conocidos y usados por ser tan versátil a la hora de incorporarlo como remedio natural.

Se utiliza mucho no solo a nivel oral, sino también como uso tópico; por ejemplo, en baños de asiento cuando hay cándida vaginal para aliviar el malestar local, o para hacer enjuagues bucales, como el famoso *oil pulling* de aceite de coco y una gotita de árbol del té, práctica ayurvédica ideal para eliminar toxinas de nuestra boca o en casos de alteraciones bucales como gingivitis, úlceras bucales o mal aliento.

Es un excelente herbáceo gracias a sus propiedades antivíricas, antibacterianas y antifúngicas. Lo suelo usar mucho en consulta sobre todo en casos de SIFO y también cuando existe cándida vaginal o algún otro tipo de hongo.

Ajenjo *(Artemisia absinthium)*

Utilizado desde tiempos remotos por sus propiedades terapéuticas, se ha convertido en una alternativa para el tratamiento de dolores estomacales e intestinales, y sobre todo de parásitos (oxiuriasis, teniasis, ascaridiasis, enterobiasis, toxocariasis, tricuriasis).

También es un aliado para incrementar la producción de jugos gástricos y de bilis, debido principalmente a los principios amargos que tiene, lo que viene bien en casos de gastritis, estreñimiento o dispepsia.

El aceite esencial también tiene efectos antifúngicos, controlando el crecimiento de hongos como la cándida, *Saccharomyces cerevisiae* o *Aspergillus niger*.

Está muy indicado en IMO y SIFO, y funciona muy bien como protector gástrico, sobre todo en fases iniciales y cuando partimos de una sensibilidad digestiva alta.

Cuidado en úlceras gastroduodenales e intestinales, pues el aumento de secreción de jugos gástricos puede generar molestias. También puede disminuir el efecto farmacológico de los fármacos antiepilépticos.

Menta *(Mentha piperita)*

La menta sería otra planta que puede usarse de muchas maneras, sobre todo en lo que a trastornos y problemas digestivos se refiere.

La conocerás usada en infusión por su gran efecto para calmar molestias típicas de barriga como dispepsia, gases, acidez, reflujo. En el caso del aceite esencial, actúa como:

- Analgésico sobre las paredes del estómago, calmando las sensaciones de náuseas o vómitos.

- También favorece la producción de jugos gastrointestinales, ayudando a mejorar la digestión o incluso después de la comida para calmar la indigestión o molestias digestivas.
- Antibacteriana (especialmente contra *Staphylococcus aureus*, *Pseudomonas aeruginosa*, *E. coli*), antifúngica y vermífuga para lombrices intestinales.

Está indicada para SIBO hidrógeno, IMO, SIBO sulfuro de hidrógeno y SIFO.

Horopito *(Pseudowintera colorata)*

Es una de mi preferidas para tratar el SIFO; de hecho, es bastante específica para ello. Esta planta neozelandesa tiene como principal componente activo el polygodial, el cual ha demostrado tener grandes efectos antifúngicos contra especies como *C. albicans*, *C. krusei* y *C. utilis*.

Además, contiene flavonoides y otros antioxidantes, lo que en el proceso es un plus al tratamiento, ya que ayudará a combatir el estrés oxidativo en el cuerpo y a reducir la inflamación.

Suele funcionar muy bien en combinación con probióticos que contengan *Bifidobacterium* y *Lactobacillus*, pero dependiendo del tipo de probióticos se podrán introducir a la par o ya en una segunda fase del tratamiento.

Tomillo *(Thymus vulgaris)*

El tomillo es otra de esas plantas, como yo digo, multiusos, ya que la puedes usar en todas sus formas, al ser una planta aromática, culinaria y medicinal. Sus propiedades se deben principalmente a los aceites esenciales que contiene, como el timol, carvacrol y linalol, así como a sus vitaminas, minerales y antioxidantes.

Tiene la capacidad de inhibir el crecimiento de bacterias, hongos y otros microorganismos, siendo efectiva frente a *Candida albicans*, *Helicobacter pylori* y en casos de IMO.

El tomillo puede ser útil para las personas con SIBO debido a sus propiedades antibacterianas, antiinflamatorias y digestivas, estimulando la producción de jugos gástricos, lo que mejora la digestión y la absorción de nutrientes.

Pau d'arco o lapacho

En este caso estaríamos hablando de un herbáceo bastante específico para SIFO, pero que también se puede encontrar en suplementos con mezcla de otras plantas para SIBO en general.

Proviene de la corteza de un árbol originario de los bosques tropicales de América del Sur utilizado en la medicina tradicional por sus múltiples propiedades medicinales.

Cuenta con propiedades inmunomoduladoras, antibacterianas, antiparasitarias y es especialmente reconocido por sus propiedades antifúngicas, mayoritariamente frente a cándida.

Aunque podemos tomarlo en infusión, siempre obtendrás mayor concentración de sus principios activos en cápsulas o en extracto.

Canela *(Cinnamomum zeylanicum)*

La canela es una de las especies más comunes en la cocina y aporta a los alimentos un exótico aroma y dulzor. Pero su uso no acaba en la cocina: algunas de sus propiedades terapéuticas van desde efecto antioxidante, estabilizador de la glucosa en sangre, antiinflamatorio y antimicrobiano.

Compuestos como el cinamaldehído y el eugenol le confieren la capacidad de combatir virus, bacterias y, sobre todo, varios tipos de hongos, por lo que se recomienda en casos de SIFO.

Ha sido utilizada tradicionalmente para mejorar la digestión, ya que estimula la producción de enzimas digestivas, algo fundamental si tienes SIBO del tipo que sea. Además, la canela es famosa por tener una acción hipoglucemiante, por lo que ayuda a regular los niveles de azúcar en sangre.

Puede consumirse al natural en polvo o en rama, o si buscas un efecto terapéutico, las cápsulas, el extracto o el aceite esencial solo durante el tratamiento durante un tiempo específico. A modo de mantenimiento o como prevención solo dejamos la canela al natural (en rama o en polvo).

CANELA CASSIA Y CANELA DE CEILÁN

Si te gusta la canela y sueles usarla en la cocina, ten en cuenta que no toda canela vale. Hay dos tipos: la canela cassia, que es más económica, tiene un color ligeramente más oscuro y es la que solemos encontrar típicamente en los supermercados, y, por otro lado, la canela de Ceilán, que es más cara, de mejor calidad, tiene un sabor más dulce y se encuentra en tiendas especializadas.

Más allá del sabor, olor o color, ten en cuenta que las propiedades terapéuticas cambian y, si lo que quieres es aprovechar estos beneficios, comprueba en la etiqueta que lo que estás comprando sea canela de Ceilán.

Neem *(Azadirachta indica)*

El neem es un árbol exótico originario de la India del cual se aprovecha todo, desde la corteza, las hojas, la flor, el fruto y la semilla hasta la raíz, y que se ha usado durante siglos en la medicina ayurvédica para curar diversas dolencias.

Como planta medicinal que es, tiene múltiples propiedades antiinflamatorias, antimicrobianas, antivirales y antifúngicas, pero sobre todo se utiliza comúnmente para tratar problemas de la piel como psoriasis, hongos o acné.

Triphala

Es una fórmula ancestral usada en la ayurveda durante miles de años, compuesta por tres frutas: amalaki *(Phyllanthus emblica)*, bibhitaki *(Terminalia bellirica)* y haritaki *(Terminalia chebula)*.

Tradicionalmente se ha usado para procesos de detoxificación, para mejorar el «fuego» digestivo o eliminar el exceso de los tres doshas (vata, pitta y kapha), pero también te destaco:

- Como procinético, para mejorar el estreñimiento en casos de síndrome del intestino irritable, IMO y SIFO (cuando predomina el estreñimiento).

- A nivel digestivo ayuda en caso de dolor abdominal, acidez y gases. Muy indicado en casos de gastritis o mucha sensibilidad gástrica.
- Tiene efectos metabólicos, pudiendo mejorar el perfil lipídico (disminución de colesterol total, triglicéridos y LDL, así como incremento de HDL), mejora la tolerancia oral de la glucosa y reduce el porcentaje de grasa corporal.

Molibdeno

Aunque no lo consideramos como herbáceo, ni tiene los mismos efectos, si lo que estás tratando es un SIBO sulfuro de hidrógeno, esto te interesa y no puede faltar en el tratamiento combinado con los herbáceos.

El molibdeno es un mineral presente en nuestro cuerpo en pequeñas cantidades que resulta imprescindible para el funcionamiento de muchas enzimas, entre ellas la sulfito oxidasa, que tiene un papel fundamental para transformar el sulfito (producto de la descomposición del sulfuro de hidrógeno) en sulfato (una forma no tóxica que puede ser eliminada por el cuerpo). Por lo tanto, de manera general ayuda a mejorar la capacidad del cuerpo para metabolizar y excretar los compuestos de azufre, disminuyendo el exceso de bacterias reductoras de sulfato y aliviando así los síntomas asociados a este tipo de SIBO.

Puedes encontrar en el mercado suplementos solo con molibdeno o con mezcla, y las dosis aproximadas pueden ir desde 150 mcg a 400 mcg al día.

Gayuba (Arctostaphylos uva-ursi)

Conocida por su gran actividad antiséptica urinaria y diurética, por lo que ayuda a controlar el crecimiento de bacterias implicadas en infecciones urinarias como la *E. coli*, *E. faecalis* o *Klebsiella*.

Está más indicada para SIBO sulfuro de hidrógeno y también con efecto antibiofilm.

Plata coloidal

La plata coloidal refuerza el sistema inmunológico y acelera la cicatrización de heridas y quemaduras. Se obtiene por electrolisis de plata en agua destilada.

La conozco desde hace muchos años, pero fue realmente una amiga quien me introdujo más en su uso con el argumento de que «sirve para muchas cosas». Es usada especialmente como un potente «antibiótico» y desinfectante natural con propiedades antimicrobianas, por ejemplo frente a *E. coli* o *C. albicans*. **Podemos usarla en los cuatro tipos de SIBO y también tiene efecto antibiofilm.**

Perilla *(Perilla frutescens)*

Esta planta originaria de China ha sido utilizada en la medicina oriental durante miles de años para muchas afecciones, pero cabe destacar sobre todo sus propiedades antibacterianas, antiespasmódicas y antialérgicas por sus niveles altos de ácido rosmarínico. Puede usarse como herbáceo, pero también como procinético, ayudando a mejorar el estreñimiento. También en procesos histaminérgicos en SIBO logra ayudar a calmar síntomas.

Puedes aprovechar sus hojas para usarlas en infusión o en decocción, o para preparar ungüentos y aplicar directamente a la piel. También dispones de sus semillas y del aceite.

Otros: comino negro, ajedrea, clavo, aceite esencial de mandarina, aceite esencial de lemon grass, niaouli, resina de boswelia, aceite de coco, extracto de semilla del pomelo, bismuto, etc.

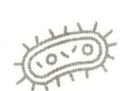 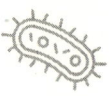 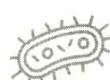

A modo de resumen, te dejo un cuadrito para que lo tengas a mano con los herbáceos mencionados y otros apoyos más usados por cada tipo:

Hidrógeno	IMO	Sulfuro de hidrógeno	SIFO
• A. e. de orégano • Berberina • A. e. de menta • A. e. de tomillo • Ajenjo • Plata coloidal	• A. e. de orégano • A. e. de menta • A. e. de tomillo • Ajo (alicina) • Triphala • A. e. de canela • Ajenjo • Plata coloidal • Perilla	• A. e. de orégano • Berberina • Neem • Molibdeno • Gayuba • Plata coloidal • Perilla	• A. e. de orégano • Pseudowintera colorata • Pau d'arco • A. e. de árbol del té • A. e. de canela • Plata coloidal • A. e. de niaouli • Aceite de coco

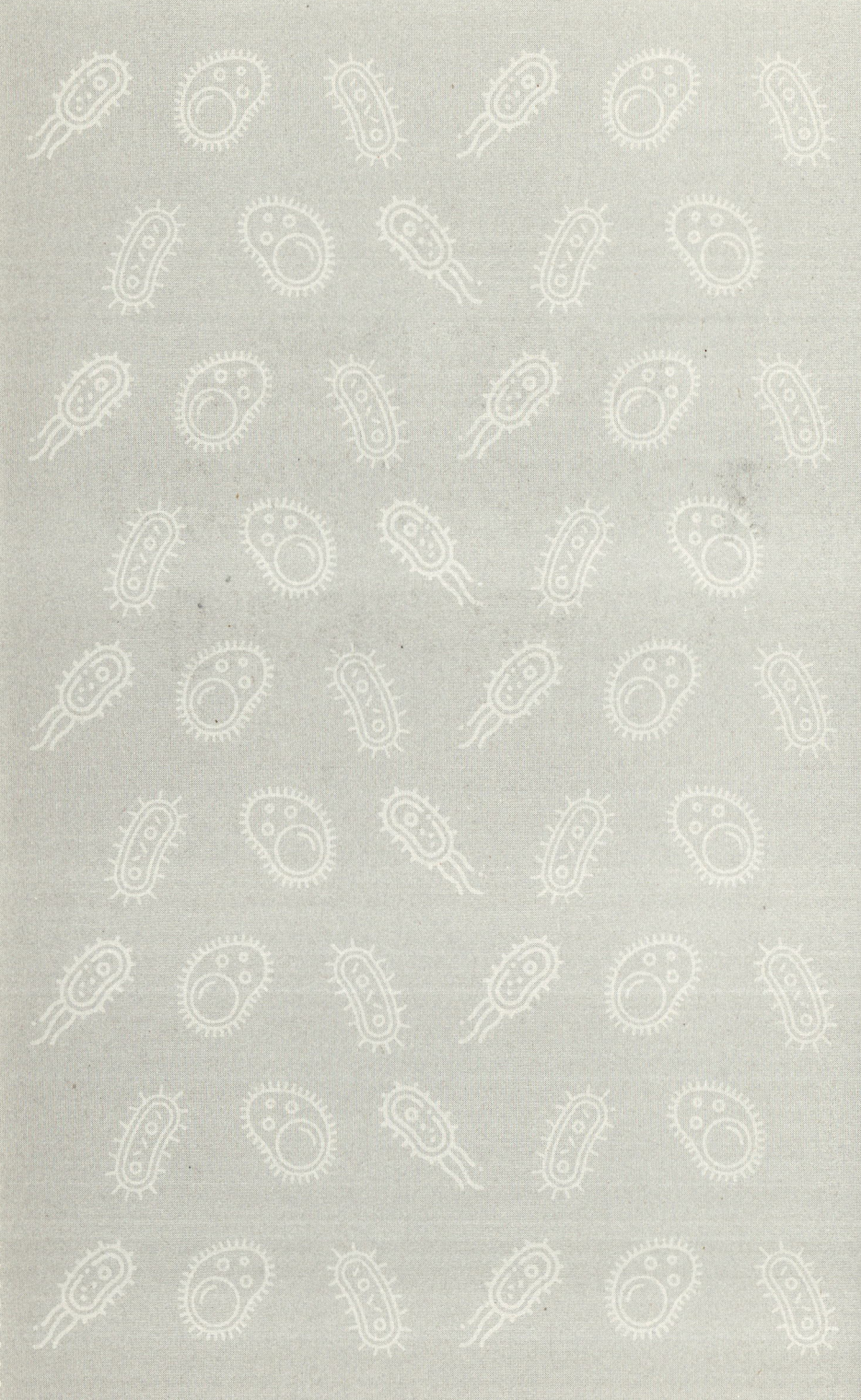

6
FASE DOS. RECUPERANDO EL ENTORNO

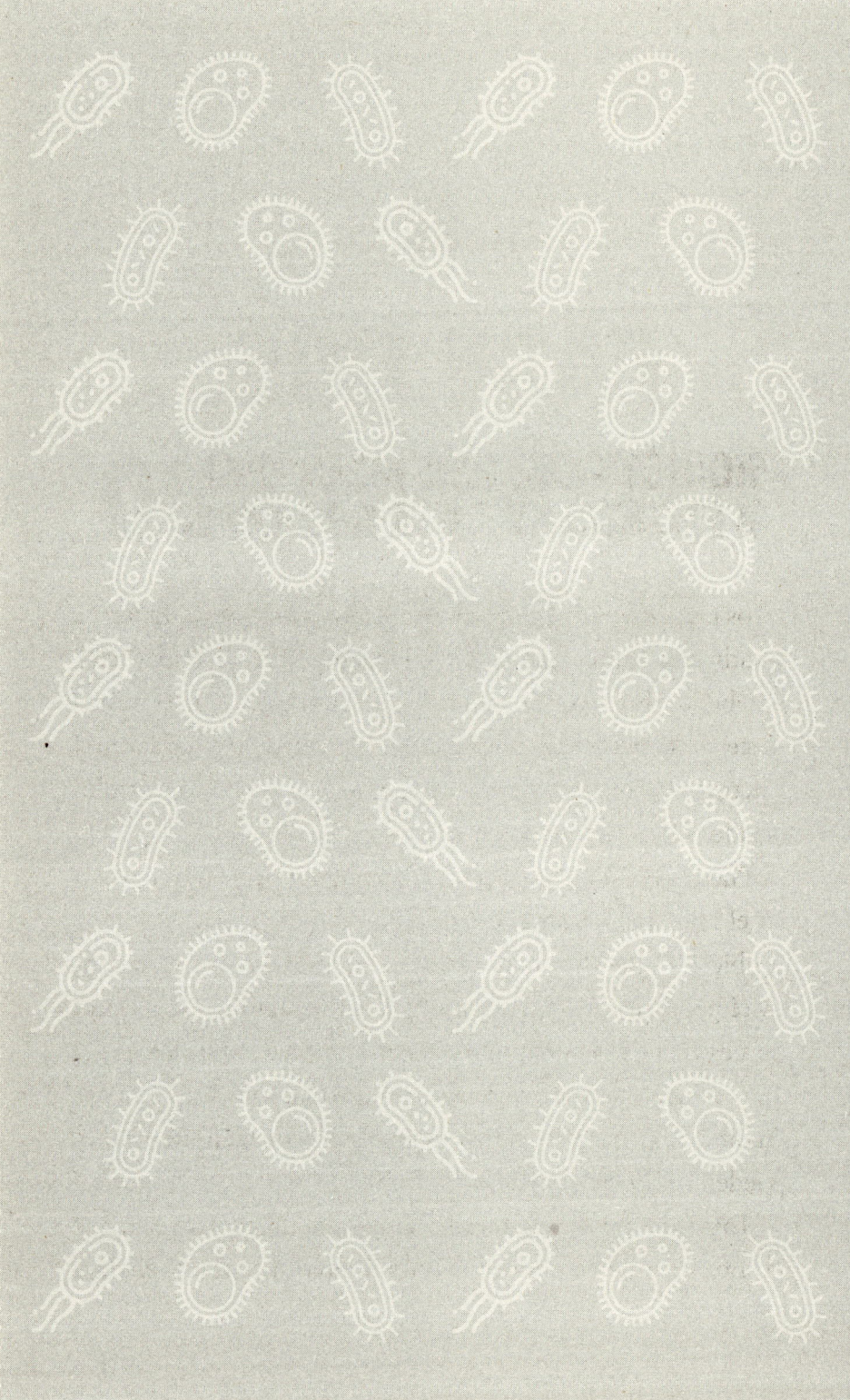

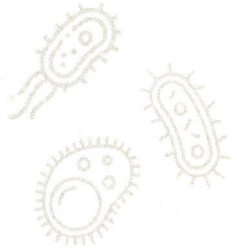

PROBIÓTICOS, RECUPERANDO LA FUERZA DE LA MICROBIOTA

Los probióticos son microorganismos vivos que, cuando se administran en cantidades adecuadas, pueden proporcionar beneficios para la salud. Su función principal es restablecer o mantener un equilibrio saludable de bacterias en el tracto gastrointestinal, mejorando así la digestión y fortaleciendo el sistema inmunológico.

Puede que estés pensando: «Si se supone que lo que tengo en el intestino es un exceso de microorganismos, al tomar probióticos añadiré más cantidad al intestino y me encontraré peor, ¿no?». Y es normal que te lo preguntes, de hecho, esta es una de las preguntas que más me suelen hacer.

Mucho se dice que es contraproducente y que no se recomienda, pero lo cierto es que sí se pueden emplear y pueden ser de gran ayuda.

Tomar probióticos con SIBO es un tema controvertido y no tan fácil de responder con un simple sí o no. Y es que, una vez más, depende de la persona y su causa, la sensibilidad que haya, también en qué etapa del tratamiento se esté y, fundamental, qué tipo de probiótico, o más concretamente, qué tipo de cepa o cepas estamos incluyendo, ya que esto sí marca la diferencia a la hora de mejorar a empeorar los síntomas.

Como venimos diciendo, necesitamos empezar a ocupar el espacio de los «malos» para que los «buenos» puedan ir ganando protagonismo. Estos bichitos buenos, al volverse más fuertes y diversos, lo que harán es que mejore la función de la barrera intestinal, estimularán tu sistema inmune y disminuirán la respuesta inflamatoria. Es como una cadena de favores; si no, el proceso se nos queda bastante cojo.

Por lo tanto, no tengas miedo de utilizar probióticos, ya que serán necesarios para mejorar la disbiosis.

Eso sí, cuando hay mucha sensibilidad a los probióticos, es recomendable introducir alguno con una única cepa o buscar otras alternativas con las que puedas aportar o favorecer ese efecto probiótico.

¿Cuándo empezar a introducirlos?

Pues depende: hay profesionales que los incluyen desde el principio, otros que esperan a trabajar bien la fase de limpieza y recuperación de mucosas y lo dejan para más adelante. En mi caso, la verdad es que depende mucho de la persona, pero cierto es que cada vez empiezo a introducirlos más al inicio.

¿Qué cepas introducir?

Ya has visto que dependiendo de qué tipo de SIBO haya y de la causa que lo precede, llevaremos a cabo un tipo de dieta diferente o un tipo de herbáceos. Pues con los probióticos pasa lo mismo. Si, por ejemplo, lo que tienes es un déficit de microbiota protectora (*Lactobacillus* y *Bifidobacterium*) y lo único en lo que nos enfocamos es en meter antibióticos o herbáceos, voy a seguir dejando un espacio libre (el que tendrían que ocupar esos *Lactobacillus* y *Bifidobacterium*) para que ciertos microorganismos vuelvan a sobrecrecer y así estar de nuevo como en el inicio. Aunque hay más, de manera muy general se pueden tener en cuenta para el SIBO:

- ***Saccharomyces boulardii.*** A diferencia de otras, esta es una levadura, lo que hace que sea particularmente eficaz en el tratamiento y prevención de diversos tipos de diarrea, como en la toma de antibióticos (es resistente a los antibióticos), en la diarrea del viajero o la diarrea asociada a la infección por *Clostridium difficile*. Actúa como una bacteria competitiva, ocupando espacio y compitiendo por nutrientes con bacterias patógenas, ayudando a evitar el crecimiento de microorganismos dañinos. El *S. boulardi* también es muy beneficioso en casos de SIFO, donde empieza a hacer espacio a codazos para ir robándoselo a los «malos» y consigue reducir la secreción de citoquinas proinflamatorias y aumentar las antiinflamatorias.

- ***Enterococcus faecalis.*** Al ser una bacteria inmunomoduladora, promueve la producción de inmunoglobulina A (IgA), que es importante para la defensa de las mucosas y para proteger contra bacterias patógenas. Necesitamos que nuestro sistema inmune esté bien entrenado, y cepas como estas nos ayudarán.
- ***Lactobacillus* y *Bifidobacterium*.** Ambas corresponden a la microbiota protectora, nuestros soldaditos. En el caso de los *Lactobacillus*, convienen cepas como *L. acidophilus*, que se ha demostrado que ayuda a generar una mejora rápida y sostenida de la barrera intestinal defectuosa y trata eficazmente la inflamación intestinal, algo básico en el SIBO. En el caso del *L. plantarum*, se han visto beneficios en IMO y sulfuro de hidrógeno, donde algunas cepas ayudan a reducir los niveles de arqueas (correspondiente en IMO) y de bacterias reductoras de sulfato (SIBO sulfuro de hidrógeno).

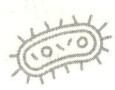 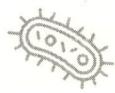 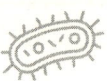

¡ATENTO A TUS MUCOSAS!

Posiblemente hayas oído muchas veces que una parte importante del tratamiento es la recuperación del estado de tus mucosas, pero ahora te pregunto, ¿sabes a qué nos referimos cuando hablamos de mucosas?

El sistema inmune de las mucosas o MALT (por sus siglas en inglés, *mucosa-associated lymphoid tissue*) es el gran escudo de nuestro cuerpo o primera línea de defensa.

Las mucosas corporales son fundamentales para el buen funcionamiento del cuerpo y juegan un papel clave en la protección y el mantenimiento de la salud. Estas membranas recubren las superficies internas de órganos y sistemas, como el tracto digestivo (abarca el 80 por ciento), respiratorio, urinario y reproductivo, así como las superficies internas de los ojos, la boca, la nariz y los oídos. Su función principal radica en secretar moco, una sustancia que las mantiene ligeramente húmedas y actúa como una barrera protectora contra invasores patógenos, como virus y bacterias.

En el caso de la mucosa digestiva, podemos destacar:

- **La mucosa gástrica.** Es una capa delgada de tejido que reviste la pared interna del estómago. No solo protege las paredes estomacales y participa activamente en la digestión al segregar enzimas y ácido clorhídrico, sino que también hace de gran barrera para evitar la entrada de patógenos. Como ya comentaba en capítulos anteriores, a veces recuperar la mucosa gástrica y empezar a mejorar su función digestiva será el primer paso antes de comenzar con la fase de limpieza. Si notamos que todo nos sienta mal y que incluso el agua y el aire te hinchan (entre otros muchos síntomas), es posible que lo primero que tengas que hacer sea echar un ojo a tus mucosas antes de seguir con el resto.

- **La mucosa intestinal.** Esta tiene funciones específicas como la absorción de nutrientes, la regulación del equilibrio de agua y minerales, y la regulación del sistema inmunológico. Para que te hagas una idea, **en el moco intestinal encontramos cerca del 80 por ciento de las células inmunes**, por lo que ya te imaginarás la importancia de recuperar el estado de la mucosa no solo para librarte del SIBO de por vida, sino para equilibrar todo tu organismo.

Consejos, nutrientes y otros componentes que ayudan a mejorar tus mucosas

Hay muchísimas opciones para reforzar las mucosas y siempre será bueno que tengas en cuenta esto a modo preventivo en tu día a día, pero en caso de SIBO, cuando venimos de una permeabilidad intestinal aumentada y una mucosa gástrica «tocada», te recomiendo que tengas en cuenta estos puntos:

- **Reducir al máximo o evitar todos aquellos alimentos inflamatorios que puedan estar irritando.** Además de los ya comentados en el capítulo de alimentos proinflamatorios, hay otros que también puedes tener en cuenta más a corto plazo y especialmente si hay sensibilidad gástrica, como el café, el picante, el chocolate o cacao o alimentos ácidos. No significa que sean «malos», sino que en caso de que la mucosa gástrica esté bastante dañada, es posible que estos alimentos no te sienten muy bien y es preferible disminuir o eliminar de manera puntual mientras vas reparando.
- **¡Revisa tu estrés!** Las preocupaciones o miedos que rondan tu cabeza constantemente y que muchas veces nunca ocurren, las prisas, el agotamiento mental... hacen que se genere una sobreactivación del sistema nervioso simpático (el encargado de activarte y ponerte en alerta porque piensa que te acecha un problema) que impide que la mucosa se regenere o incluso que provoca una mayor debilitación. Por lo tanto, es imprescindible revisar este punto desde el inicio y, de ser necesario, buscar ayuda psicológica.
- Con respecto a nutrientes, plantas y otros componentes, te hago un resumen de los principales:
  - **Vitamina A.** No solamente tiene un papel fundamental en la salud ocular, el sistema inmunológico y la integridad de nuestra piel, sino que además ejerce un papel vital en el mantenimiento de las mucosas en

todo el cuerpo (en especial de la mucosa gástrica), ayudando a mantenerlas fuertes y resistentes. Colabora también en la producción de moco, que actúa como una barrera protectora en el intestino.

Las fuentes de vitamina A se pueden encontrar en diversos alimentos tanto de origen animal como de origen vegetal. En el caso del origen animal, suelen presentar esta vitamina en su forma activa, conocida como **retinol**. De esta manera se absorbe directamente en el cuerpo y su biodisponibilidad es mayor (es decir, el cuerpo la usa con mayor facilidad). Podemos encontrarla en alimentos como el hígado, el salmón, la caballa o la yema de huevo.

Y en el caso de los alimentos de origen vegetal, estos no contienen vitamina A en su forma activa, pero aportan carotenoides, siendo el más conocido el betacaroteno. La provitamina A se transforma en vitamina A activa (retinol) principalmente en el intestino delgado y en el hígado. Este proceso de conversión se activa cuando el cuerpo necesita vitamina A, y el nivel de conversión depende de factores como el estado nutricional y la salud digestiva. Pero no te preocupes y no te líes con esto, puedes encontrarlo en alimentos como las zanahorias, las espinacas, la calabaza, los **boniatos**, el mango o el melón.

En suplementación, mejor elegirlo en forma de retinol y, aunque dosis de 5.000 UI diarias suelen ser

seguras en un adulto, siempre debes consultar con un profesional especializado o médico para que te adapte la dosis y su duración.
- ○ **Espino amarillo** *(Hippophae rhamnoides)*. Esta planta es un cóctel de nutrientes y es esta sinergia de múltiples compuestos bioactivos lo que la hace tan interesante. Lo que más destaca es la cantidad de omega-7 o ácido palmitoleico. Se le atribuyen grandes beneficios, como nutrir y reforzar la salud no solo de las mucosas sino también de la piel; por lo tanto, es ideal también en problemas de piel (por ejemplo, en menopausia o desequilibrio hormonal, eczema, dermatitis o psoriasis, vaginitis), o después de tomar tratamiento antibiótico para recuperar mucosas. Hay suplementación en el mercado y la dosis suele oscilar entre 1 y 2 gramos al día. Se pueden tomar 2 gramos al día separando en dos tomas durante un mes y después mantener otro mes más bajando a 1 gramo al día.
- ○ La **L-glutamina** es un aminoácido y es el principal combustible para las células del intestino o enterocitos. Aunque puede producirse de forma natural en el organismo, hay ocasiones en las que las necesidades de glutamina son mayores que nuestra capacidad para producirla, como en la recuperación de enfermedades que afectan el sistema gastrointestinal o inmunológico. Se puede tomar a partir de los alimentos (proteínas) y a través de suplementos de L-glutamina.

Una dosis general puede ir de 5 a 10 gramos diarios durante un mes o más dependiendo de cada persona.

- El **butirato** es un ácido graso de cadena corta producido por la microbiota intestinal y el principal sustrato energético de las células del intestino grueso o colonocitos. Previene la inflamación y la permeabilidad intestinal asociada con enfermedades como el síndrome del intestino irritable o la enfermedad inflamatoria intestinal. Aunque existen suplementos magníficos en el mercado, una gran manera de obtener buena cantidad de butirato es mediante la dieta.

  Una dieta rica en fibra promueve el crecimiento de bacterias productoras de butirato. También lo encontramos en alimentos como el ghee (mantequilla clarificada) o el almidón resistente, sobre todo de la patata, boniato y yuca, siendo la patata la que más cantidad de almidón resistente alberga al ser cocinada. Recuerda, una vez cocinadas y posteriormente refrigeradas de 12 a 24 horas puedes consumirlas frías, templadas o calentadas ligeramente.

- La **melena de león** *(Hericium erinaceus)* es un hongo que contiene diversos componentes bioactivos, entre los que destacan los beta-glucanos y hericenonas, y ha ganado fama en los últimos años por su gran capacidad de regenerar el tejido conectivo y la mucosa, como en casos de gastritis crónica o úlceras gástricas.

Algo que destacar es que además favorece la colonización de bacterias productoras de butirato (que te comentaba más arriba), como el *Eubacterium rectale* y el *Faecalibacterium prausnitzii*, por lo tanto ¡un dos en uno!

Además de sus propiedades específicas, los hongos en general se han utilizado en la medicina tradicional china (MTC) durante miles de años no solo como alimento, sino también en forma de preparado medicinal, para mejorar el bienestar físico y energético del organismo. Destacan por reforzar el sistema inmune, proteger de los radicales libres (aquellos que nos hacen envejecer y enfermar), son grandes adaptógenos y además poseen fibras prebióticas. ¿Recuerdas lo que era esto? El alimento para nuestros bichitos beneficiosos que promueve su crecimiento.

- El **zinc** es un mineral esencial para la reparación de tejidos, incluyendo las mucosas del sistema digestivo, aunque con acción más específica en el estómago. También desempeña un papel importante en el sistema inmunológico.
- El **aloe vera** ecológico es otro que me gusta mucho, destaca su efecto protector ante lesiones de la mucosa gástrica como, por ejemplo, en úlceras o gastritis crónica. Puede tomarse solo en ayunas (aproximadamente 50 ml) o antes de cada comida puedes incluir 1-2 cucharadas.

- El **kuzu** (o kudzu) se extrae de la raíz de la planta *Pueraria lobata* y es una gran ayuda para las molestias gastrointestinales, ya que contribuye a regenerar la microbiota intestinal con gran efecto calmante. También se ha usado en la medicina tradicional china para problemas de hígado, vesícula biliar, intestino grueso, pulmón y dolores de cabeza, entre otros.
- **Ácidos grasos omega-3.** Tienen propiedades antiinflamatorias y pueden ayudar a reducir la inflamación en las mucosas digestivas. El pescado azul es el principal alimento rico en omega-3. Dependiendo de la afectación de las mucosas y de tu condición, puede ser beneficioso aportarlo también con suplementación. En casos donde no se consuma nada de pescado en general, ni de pescado azul sobre todo, es recomendable la suplementación periódica de omega-3 con descansos.
- **El caldo de huesos**, sí, el típico de toda la vida que nuestras abuelas nos hacían de pequeños. Aunque ha ganado popularidad en los últimos años, sigue siendo el mismo de toda la vida. La razón de esta fama actual es que es un alimento muy completo y nutritivo, cargado de minerales, vitaminas, colágeno y gelatina, lo que aporta beneficios no solo a nuestras articulaciones, mucosas o piel, sino también a nuestro sistema inmunológico. Se puede hacer con olla

lenta durante 14-24 horas de cocción o con la olla exprés o con la olla convencional durante 2 horas (o más si puedes).
- Algunas plantas, como la raíz de malvavisco, que protege el revestimiento gastrointestinal formando una capa protectora en el estómago y alivia la irritación. El olmo americano protege contra las úlceras y el exceso de acidez. Y el regaliz, que fomenta la producción de mucosa gástrica y está muy indicado en dispepsia (reflujo, pesadez, eructos, hinchazón abdominal y náuseas).
- Otros con efecto más inmunomodulador que ayudarán también a la reparación de las mucosas son la vitamina D, la lactoferrina o la vitamina C.

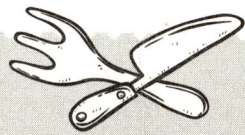

¿CÓMO PREPARAR EL KUZU?

→ Disuelve una cucharadita de postre de kuzu en un vaso de agua.
→ Pon la mezcla en un cazo al fuego y dale vueltas constantemente (para que no se formen grumos), hasta el momento en el que rompe a hervir.
→ Baja el fuego y sigue removiendo un minutito más hasta que el agua esté transparente.

→ Apaga el fuego y sirve en una taza.
→ Toma una taza al día con el estómago vacío.

RECUPERANDO LAS FUNCIONES DIGESTIVAS

La recuperación de las funciones digestivas implica una combinación de estrategias dietéticas, manejo del estrés, uso de plantas, suplementos naturales y cambios en el estilo de vida, con todo lo que esto implica.

Imagínate que en una fábrica tienes la materia prima lista (tus alimentos) y todo preparado para empezar a fabricar (momento en el que te sientas a la mesa para comer). Pero últimamente esa fábrica no ha pagado las facturas de la luz y la electricidad está fallando mucho, haciendo que las máquinas se apaguen cada dos por tres, descompensando el ritmo entre estación y estación de montaje, lo que dificulta el resultado final del producto, que queda a medio hacer muchas veces.

Recuperar las funciones de tu sistema digestivo sería como pagar religiosamente las facturas de la luz para que el funcionamiento de las máquinas no se vea interrumpido y el proceso se haga completo. En este caso, la electricidad que hace que funcione todo serían tus enzimas digestivas, tu bilis, tu ácido clorhídrico, tu estado emocional o tu masticación, entre otras cosas.

Falta de enzimas digestivas

Si notamos que nuestras digestiones son más lentas de lo habitual, muy pesadas o percibimos trocitos de comida en las heces, las enzimas digestivas pueden venirte bien, **sobre todo al inicio del tratamiento, para asegurarte de que la digestión se haga completa y satisfactoriamente.** Puedes tomártelas antes de cada comida o solo en las que sepas que suelen ser más complicadas para ti o en las que notes más molestias. A veces el desayuno es la comida que mejor se tolera y es a partir de la comida donde puedes notar el empeoramiento, también porque en la comida y la cena es donde solemos meter la mayor cantidad de fibra.

Asegúrate de incluir en tu dieta alimentos ricos en enzimas naturales, como la papaya, la piña, el kiwi, los fermentados, los germinados o el aguacate. Y si con esto no es suficiente, algo normal al inicio, apóyate con un suplemento de enzimas digestivas.

Falta de acidez o hipoclorhidria

Recuerda que la hipoclorhidria es una falta de secreción de ácido clorhídrico (HCL) por parte de las células parietales de la mucosa gástrica y también una de las causas principales del SIBO.

Si tenemos déficit de ácido, es muy probable que nuestras mucosas estén dañadas y haya mucha sensibilidad a los estímulos ácidos, que son todos los que te pongo continuación. Esto es como la pescadilla que se muerde la cola, por lo que mientras te enfocas en mejorar esa sensibilidad puedes ir probando poquito a poco estos estímulos más ácidos.

- **El vinagre de manzana sin filtrar** contiene ácido acético, que ayuda a recuperar la acidez estomacal y, por lo tanto, a mejorar tu digestión. Algo que me gusta mucho de este alimento es que es supercompleto, ya que además de vinagre es un alimento fermentado o probiótico, con todo lo que ello conlleva, y además tiene grandes beneficios para disminuir el índice glucémico en las comidas. Con el objetivo de mejorar tu acidez, tomar una cucharada de vinagre de manzana diluida en un vasito de agua antes de las comidas tiene efectos positivos en tu digestión. Como todo, si es la primera vez que lo tomas y, sobre todo, si tienes gastritis o úlceras gástricas, puede no sentarte bien, así que vigila, empieza poco a poco y evalúa tú mismo. Si te sienta bien, a veces se puede tomar el vinagre de manzana en vez de las enzimas digestivas.
- **Ciruela o pasta de umeboshi.** Es una variedad japonesa de ciruela que se fermenta con hojas de akajiso o shiso (lo que le da el color). Es famosa por su fuerte sabor

ácido, pero también por la gran cantidad de vitaminas, minerales, antioxidantes y otros compuestos como enzimas o microbios propios de la fermentación. Te la recomiendo mucho sobre todo en digestiones lentas y pesadas (la puedes tomar antes a modo de prevención o después en casos de indigestión), en náuseas o como ayuda en la eliminación de toxinas.

Puedes encontrarla en su forma natural entera o como pasta. La cantidad que se toma es poquita, del tamaño de un garbanzo, y te lo pones debajo de la lengua hasta que se deshaga poco a poco, ¡ya verás como empiezas a generar una buena cantidad de saliva!

- **Betaína HCl.** Ayuda a mejorar la producción de ácido gástrico en personas que sufren de hipoclorhidria. En caso de tomarla, que sea como ayuda puntual mientras seguimos trabajando el entorno de manera integrativa. Yo soy partidaria de empezar con ayudas naturales como el vinagre de manzana, el limón o el umeboshi, o comenzar por la betaína e ir quitándola de manera progresiva y sustituyéndola por otros estímulos como los mencionados anteriormente. Ten en cuenta que si hay mucha sensibilidad inicial y tus mucosas están bastante dañadas, es posible que la betaína no te siente muy bien. A veces puedes optar por enzimas digestivas, que además contienen una pequeña cantidad de betaína (así aprovechas y te marcas un dos por uno), pero si incluso esta pequeña cantidad no te sienta bien, mejor no introducir y empezar por hacer un buen trabajo de mucosas antes de incorporar estímulos ácidos.

Mejorar la secreción biliar

Para mejorar la producción y secreción de bilis te pueden ayudar los alimentos y plantas amargas y ácidos. Estos tienen un efecto colerético (estimulan la producción de bilis por parte del hígado) y colagogo (estimulan la liberación de bilis por parte de la vesícula biliar hacia el intestino delgado).

Plantas amargas que se pueden usar con este fin son: boldo, alcachofera, cardo mariano, diente de león, cúrcuma o jengibre.

Y en el caso de alimentos con este efecto, estarían por ejemplo la alcachofa, la rúcula, la endivia, la escarola o el rábano. También podemos incorporar estímulos ácidos en ayunas, por ejemplo, con el limón o la naranja.

HABLEMOS DE ESTREÑIMIENTO

Aproximadamente en el 75 por ciento de mis consultas predomina el estreñimiento crónico y son las mujeres las que suelen presentarlo más frecuentemente. Es un malestar tratado como tabú que, por mucho que pensemos que se resuelve con un poquito de magnesio y ya está, muchas veces es más complejo de lo que parece.

El estreñimiento no es solo un problema físico, sino que está profundamente influenciado por el estado emocional y mental de la persona. Factores como el estrés, la ansiedad, el control y la represión de emociones juegan un papel clave en la motilidad intestinal. Por lo que obviar todos estos factores impedirá que el abordaje sea cien por cien efectivo.

Se acostumbra desde pequeños a dar soluciones rápidas como laxantes cuando se nos bloquea un poco el tránsito. El problema viene cuando vamos creciendo y esos remedios «rápidos» o fármacos empiezan a usarse con normalidad un día sí y otro también, cayendo en una espiral progresiva en la que se crea dependencia hacia estos laxantes, irritando la mucosa y agravando a la larga el estreñimiento.

Si lo sufres, lo primero que siempre recomiendo es determinar la causa que te puede estar afectando (que la mayoría de las veces será multifactorial), como puede ser por un IMO (SIBO metano) u otros factores como intolerancias alimentarias, histaminosis, hipotiroidismo, estrés contenido, déficit de ciertos nutrientes, sedentarismo, parásitos u otro tipo de disbiosis, etc. Y a partir de ahí será necesario empezar a implementar cambios en tus hábitos de vida para mejorar este desequilibrio que tanto daño puede generarte.

Cuanto más lento sea el tránsito, más tóxicas serán las heces y mayor desequilibrio habrá en tu microbiota intestinal. Un tránsito que dure más de 50 a 72 horas es una indicación de un proceso activo de putrefacción que puede llevar a la toxemia. Esto significa que se acumulan toxinas en la sangre y en los tejidos debido a la incapacidad del cuerpo para eliminarlas de manera efectiva. Estas toxinas pueden provenir de desechos metabólicos generados por el propio cuerpo, de bacterias intestinales o de factores externos, como alimentos procesados, contaminación o medicamentos.

Y aunque se debe realizar un enfoque muy integrativo, te explico algunos consejos y cositas que hay que tener en cuenta que pueden ayudarte a mejorar ese estreñimiento puntualmente (mientras trabajas la causa), algo necesario si realizamos cualquier tratamiento de limpieza:

- **Magnesio.** Podríamos hablar horas sobre este mineral, ya que interviene en más de trescientas reacciones bioquímicas en el cuerpo, así que ¡imagínate la importancia que tiene! El magnesio ayuda al sistema digestivo a tener una motilidad organizada sin provocar ningún tipo de irritación a la mucosa, y tiene efecto calmante del sistema nervioso entérico, o lo que es lo mismo, tu barriga. Como hay muchos tipos de magnesio, déjate aconsejar por un profesional, ya que dependiendo de la causa de tu estreñimiento, te ayudará más un tipo que otro.
- **Agua de mar.** Es un alimento que uso mucho tanto a nivel profesional como personal. Puede que estés pensando, ¿que voy a beber agua del mar? Y la respuesta es sí y no. Es agua del mar, pero tratada y embotellada o encapsulada. El agua de mar tiene propiedades maravillosas y es un excelente aliado en desequilibrios nutricio-

nales y para prevenir la carencia de minerales, ya que los electrolitos rehidratan y remineralizan tu cuerpo. Ni te imaginas las consecuencias que un cuerpo desmineralizado tiene en el funcionamiento integral del organismo. Esto es algo también muy común en SIBO y, en este caso, en estreñimiento. Tiene un efecto osmótico, atrayendo el agua del organismo al intestino, lubricando las heces y favoreciendo el movimiento intestinal.

Hay muchas en el mercado y de diferentes calidades, pero si lo que buscamos es un efecto terapéutico, recomiendo las que vienen en botella o ampollas de cristal.

- **El poder de los mucílagos.** Los mucílagos son un tipo de fibra soluble de naturaleza viscosa cuando se hidrata. Permiten reblandecer las heces y facilitar su salida. Además de este efecto, que ya es mucho, tiene otros muy potentes como suavizar y desinflamar las mucosas, al tener un efecto prebiótico ayuda a que las bacterias «buenas» estén «bien alimentadas» y así favorecer su crecimiento, además de ayudar a equilibrar los niveles de colesterol en sangre, entre otras muchas cosas.

Hay que destacar que la fibra no solo es necesaria si hay estreñimiento, sino que es necesaria cuando haya estreñimiento o diarrea. Lo que hace la fibra es regular, no nos confundamos.

Ten en cuenta que, como en todo, siempre hay excepciones. Habrá casos, como por ejemplo en enfermedad inflamatoria intestinal o en diverticulitis, donde en fase aguda ayuda disminuir la cantidad de fibra, pero una vez que esté estabilizado, es beneficiosa y necesaria.

Destaco a continuación tres que puedes probar a tomar cada día hasta regular, y a partir de ahí no significa que los excluyas de tu dieta, sino que puedes ir alternando o combinando con otros alimentos prebióticos.

- **Psyllium Husk.** Proviene de la especie *Plantago ovata*, una hierba cultivada en la India. Se suele utilizar en la cocina natural como ingrediente en recetas sin gluten, ya que ayuda a conseguir esponjosidad en la miga y que no se rompa, pero también se conoce por sus usos terapéuticos para regular el tránsito intestinal.

  Se desaconseja en casos de obstrucción intestinal y, si se toman medicamentos, debe consumirse dos horas antes o después de la administración del fármaco. Pero, como siempre, mejor consulta con tu médico.

  La ingesta recomendada es de 5 a 10 gramos (1-2 cucharadas) al día hidratándola en un vaso de agua. Empieza primero por una cucharada y valora tu tolerancia. Si te genera muchos gases, baja la dosis o prueba las semillas de chía y lino.

- **Semillas de chía y lino.** Estas semillas son muy ricas no solo en mucílagos, sino también en vitamina E y otros antioxidantes, vitaminas del grupo B y en ácido alfa-linolénico (ALA), que es un tipo de omega-3 de origen vegetal.

Hay dos cosas que tener en cuenta, y es que para aprovechar sus mucílagos es necesario hidratarlas, pero si lo hacemos con las semillas enteras, la biodisponibilidad del omega-3 se verá reducida. Por eso, mi recomendación es que las tritures (por ejemplo, con un molinillo de café) y después las hidrates.

Si lo que buscas es mejorar el estreñimiento, tómalas en ayunas o en el desayuno. Siempre prefiero empezar por poquita cantidad y revisar cómo sienta. Empieza por una cucharadita de postre y, si te sientan bien, puedes probar a subir a dos, pero ten en cuenta que también estarás consumiendo más fibra (o esa es la idea) el resto del día por lo que tampoco es recomendable pasarnos en su consumo.

Puedes hidratarlas por la noche en un vasito de agua y tomar por la mañana, o en el caso de la chía, aprovéchala en preparados como el famoso y delicioso pudin de chía.

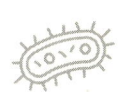 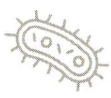 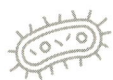

¿ESTÁS BIEN HIDRATADO?

El agua es esencial para el funcionamiento del organismo. De promedio, representa aproximadamente el 60-70 por ciento del peso corporal en los seres humanos, por lo que te puedes imaginar el papel fundamental que tiene en muchos procesos biológicos.

Su importancia en el tránsito intestinal es especialmente significativa, ya que influye directamente en la digestión y en el movimiento de los alimentos a través del sistema digestivo.

Aunque la cantidad recomendada de agua varía según la persona y factores como edad, sexo, actividad física y condiciones climáticas, una pauta común es beber entre 1,5-2 litros de agua al día, aunque algunas personas, como quienes realizan ejercicio intenso, viven en climas cálidos o mujeres embarazadas o en lactancia, pueden necesitar más.

Empieza tu día con agua y no con un café. De hecho, te diré que si tomas un vasito de agua templada (ni muy caliente ni fría) con el zumo de medio limón, esto puede ayudarte a estimular el complejo motor migratorio, ¿te acuerdas de él? Seguro que habrás escuchado a muchos diciendo que esto es una estafa; a otros, que el vasito de agua con limón en ayunas te ayudará a perder peso. Ni una cosa ni la otra.

Primero, la razón de empezar el día con agua es que llevas unas doce horas de ayuno nocturno durante las cuales tu cuerpo no ha ingerido ningún líquido, por lo que es necesario hidratarlo. Si lo primero que tomas es un café, este tiene el efecto contrario, deshidratarte más. ¡Todo a su tiempo!

En cuanto al limón, este aumenta (bueno, en general los alimentos ácidos y grasas) los niveles de motilina, de la que ya hemos hablado, esa hormona secretada en el estómago cuya función es la de estimular la motilidad, o lo que es lo mismo: te ayuda a mejorar tu tránsito intestinal.

¡Puede que ahora mires con otros ojos al vaso de agua con limón!

Hidroterapia de colon

Como ya has ido viendo a lo largo del libro, la salud de la microbiota intestinal es un factor clave no solo para nuestra barriguilla, sino para nuestra salud más integral.

A pesar de hacer una evacuación diaria (e imagínate en el caso del estreñimiento), ciertos residuos tóxicos pueden ir pegándose, como si de lapas se trataran, a nuestra pared intestinal.

¿Te acuerdas del ejemplo de la casa del pueblo de veraneo que te contaba al principio del libro? Pues para que te hagas una idea, además de todas esas plagas y desperfectos que encuentras en la casa cuando entras después de mucho tiempo sin abrir y limpiar, hay algo que no hemos tenido en cuenta: las tuberías de la casa. Imagínatelas después de tanto tiempo sin usar, con restos de cal pegados a las paredes de las cañerías. La calidad del agua no tiene que ser muy buena, ¿no?

La hidroterapia de colon es un procedimiento que consiste en la limpieza profunda del colon mediante la introducción suave de agua filtrada a través del recto.

Esto tiene como objetivo eliminar residuos fecales acumulados, toxinas y gases del intestino grueso, favoreciendo así el bienestar digestivo.

No es necesario llegar a enfermar para realizarse limpiezas de colon; de hecho, desde la perspectiva de la medicina natural, se suele hacer un uso preventivo. Consulta e investiga centros especializados y de confianza por la zona donde vives, ellos podrán asesorarte y aconsejarte según tu caso.

¿Cómo es tu motilidad intestinal?

El estómago y el intestino se mueven de forma activa en respuesta al orden de los alimentos y cantidad de comida que es ingerida. Esta motilidad gastrointestinal no solo está coordinada por el cerebro, sino por todo el sistema nervioso entérico, que es la red de nervios en el sistema digestivo y que se compone de tantas células nerviosas como hay en la médula espinal.

Para estimular la motilidad y el vaciado gástrico nos ayudaremos de los procinéticos. Hay que destacar que los procinéticos no son laxantes. La diferencia es que los procinéticos coordinan los movimientos de tu sistema digestivo para que el contenido avance mediante contracciones ayudando a estimular el CMM (complejo motor migratorio), y los laxantes actúan en la parte final y lo que hacen es reblandecer las heces, pero no tiene beneficios con respecto al CMM.

Toma los procinéticos después de la fase de limpieza, sobre todo para evitar las recaídas, aunque a veces será necesario tomarlos como ayuda desde el inicio, como en el caso de IMO.

En el mercado tienes algunos ejemplos bastante conocidos y de venta en farmacias de mezclas de diferentes plantas que funcionan muy bien, y como ya sabes siempre te recomendaré mejor priorizar los procinéticos naturales a los farmacológicos. Algunos ejemplos naturales son el jengibre, la griffonia, el carraspique blanco, plantas amargas (boldo, alcachofera, cardo mariano, genciana, diente de león) o el ya mencionado en el apartado de herbáceos, el triphala.

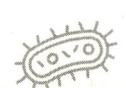 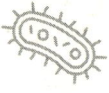 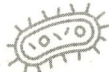

7
FASE TRES. EL MANTENIMIENTO

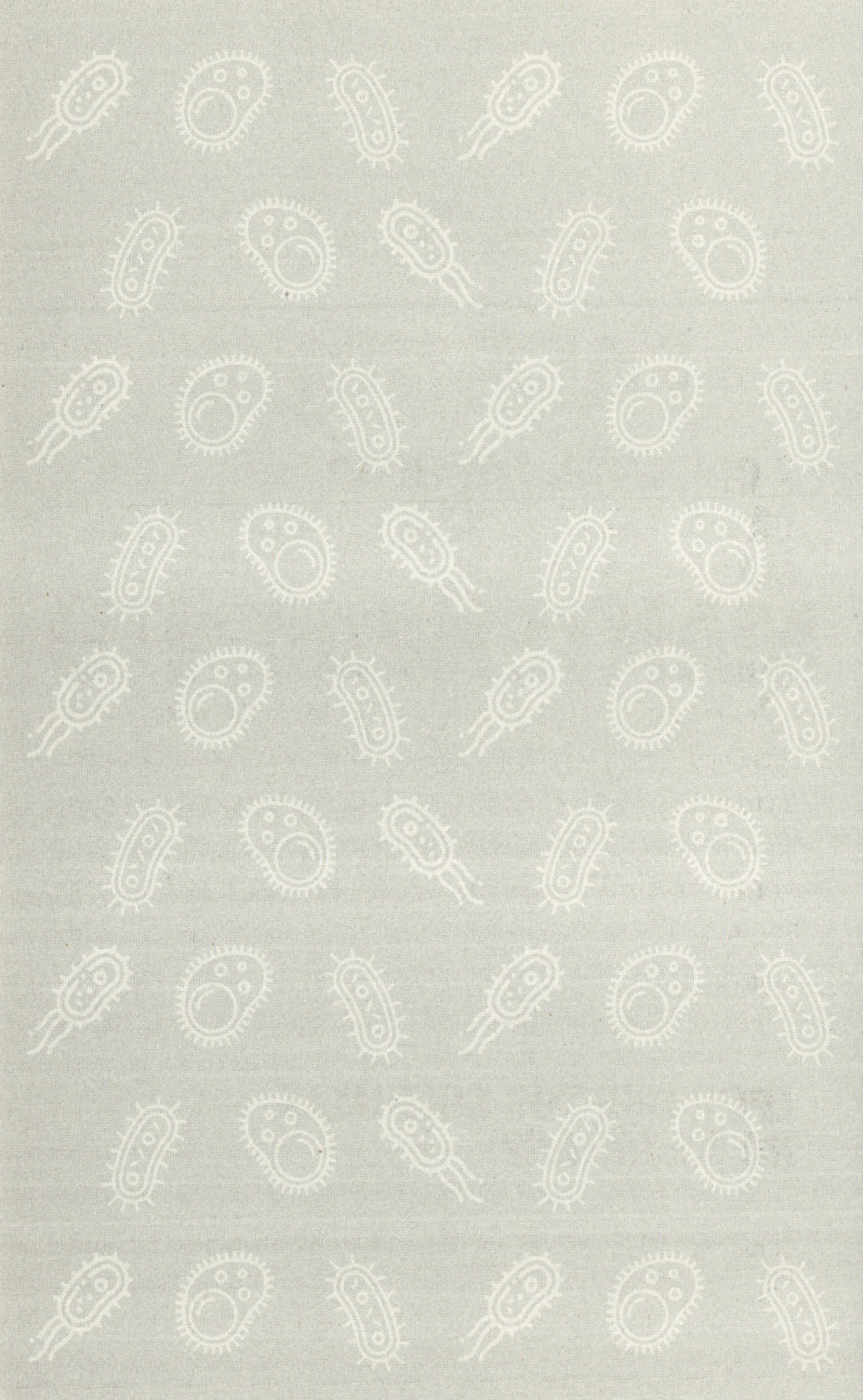

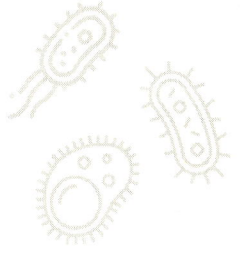

Y CON ESTO, ¿YA ESTÁ? LA IMPORTANCIA DEL MANTENIMIENTO

Seguramente te estarás preguntando: «Una vez que haga el tratamiento, ¿será suficiente?». Me temo que es una pregunta difícil de contestar, ya que dependerá de muchos factores. Algunos de ellos ya los hemos ido comentando con más detalle anteriormente y otros te los explicaré ahora.

Esta es quizá la parte más difícil de llevar a cabo y, a la vez, la que realmente va a permitir un cambio en tu salud tanto a corto como a largo plazo.

¿POR QUÉ TUS SÍNTOMAS NO MEJORAN?

El mantenimiento en el tratamiento del SIBO es crucial para evitar recaídas a medio o largo plazo. Los estudios sugieren que entre el 45 y el 70 por ciento de las personas pueden tener recaídas después del tratamiento inicial, pero que no cunda el pánico: esto no quiere decir que no tenga cura ni mucho menos, sino que hay que prestar sin duda especial atención a la alimentación como base (y no como cambio puntual) y a otros hábitos de vida.

Si en tu caso notas que la cosa no mejora o que estabas bien pero cada dos por tres percibes que vuelves a sentirte mal o no llegas a estar bien del todo, revisa los siguientes puntos, que suelen ser muy comunes cuando hay recaídas:

- **Nos hemos basado únicamente en los test de aliento sin tener en cuenta los síntomas.** Esto puede dar muchos errores, el primero sería realizar un mal diagnóstico y por consiguiente un tratamiento erróneo. El más normal es confundir el tipo de SIBO que hay que tratar u olvidar que también existe el SIBO sulfuro de hidrógeno y el SIFO.

    Es verdad que la sobreinformación a la que estamos sometidos hoy en día, más la posibilidad de poder comprarte y hacerte estos test de aliento en casa, a muchas personas les esté generando más sufrimiento que ayuda. Noto que estar buscando información en internet constantemente sobre lo que te pasa genera miedo y confusión, hasta niveles de paranoia, y de verdad que entiendo el porqué. Cuando vienes de varios sitios donde te dicen que todo está bien, pero tú no lo estás,

comprendo que la desesperación se apodere de ti. Pero te recomiendo que no te hagas pruebas sin la recomendación de un profesional que te explique bien cómo hacerlas, no te autodiagnostiques y mucho menos te automediques.
- **Cuando nos hemos enfocado solo en «matar» bichos y hemos olvidado recuperar el entorno e ir tratando el resto de los desequilibrios.** Olvidamos que hay órganos más allá del intestino y que junto a su entorno forman equipo en lo que a salud se refiere.
- **¿Has tratado los biofilms?** Los biofilms (que ya hemos mencionado varias veces) son comunidades complejas de microorganismos unidos entre sí que se adhieren a las superficies. Digamos que, aunque estos bichitos sean tan diminutos, son muy listos y poco a poco se van uniendo entre sí. Esta estructura les permite actuar como un escudo, haciendo que las bacterias dentro del biofilm se mantengan bien alimentadas y sean muchísimo más resistentes a los antibióticos y otros tratamientos, lo que dificulta su erradicación.

Si vienes de un SIBO de largo tiempo o sientes que llevas arrastrando problemas digestivos desde hace años, ten en cuenta que es posible que haya biofilms y sea necesario implementar otras estrategias para eliminar estas complejas comunidades. Puedes plantearte añadir algún antibiofilm al tratamiento como, por ejemplo:
o El NAC (N-acetil-cisteína).

- La plata coloidal.
- Enzimas proteasas como la serratiopeptidasa o nattoquinasa.
- Bismuto.
- Los ácidos grasos de cadena media (ácido caprílico, ácido cáprico y el ácido láurico), sobre todo en el caso del SIFO (SIBO fúngico). Un alimento que contiene estos ácidos grasos es el aceite de coco y el MCT.

- **En el momento que notamos mejoría, volvemos a confiarnos y pensar que «ya pasó» y reincorporamos nuestros hábitos anteriores**, esos que nos llevaron a la salida de la meta, es decir, ¡al inicio de nuevo! Empezamos con muchas ganas, pensando que esto será una dieta más, algo corto de tres meses y ya está, pero no. Para mí fue como una invitación a mirarme y a entender lo poco que me estaba cuidando desde hace muchos años. Tal y como decía Hipócrates:

> **«Antes de curar a alguien, pregúntale si está dispuesto a renunciar a las cosas que le enfermaron».**

Adoro esta frase. Recuerdo lo mucho que me hizo reflexionar la primera vez que la leí. Me di cuenta de muchas cosas y hábitos que tenía y que necesitaba cambiar si quería que la cosa mejorara. No es una parte sencilla para nada, pero como digo yo: «Es la gran parte».

La curación implica factores externos, pero la sanación verdadera implica compromiso con el autocuidado y la disposición a cambiar aquellos aspectos de la vida que contribuyen a la enfermedad.

- **No estamos tratando la causa.** Sé que lo habrás oído de otros profesionales: que lo importante es encontrar la causa. Muchas veces es algo complejo que se tarda en ver y que requerirá de otras pruebas médicas, otras nos cuesta verlo o no queremos verlo. Cosas que van desde comprobar otras disbiosis, celiaquía o sensibilidad al gluten no celiaca, otras patologías, alergias o intolerancias alimentarias hasta el estrés o la mala gestión de él, traumas o heridas del pasado que te siguen limitando ahora en el presente, una falta de ejercicio, vivir la alimentación desde la restricción y el control, etc.

EL CAMINO DE AUTOCONOCIMIENTO Y GESTIÓN EMOCIONAL

Antes de indagar más allá en este apartado, me gustaría abrirme un poquito y explicarte un pedacito de mi historia, hacerlo algo más personal para mostrarte que detrás de este libro no hay más que otra persona que, como tú, ha atravesado, atraviesa y seguirá atravesando momentos difíciles a lo largo de su vida. Querer esquivar estos momentos no es más que darse de cabezazos contra lo inevitable: la manera en la que los atravesamos es realmente lo que marca el impacto que tiene en nuestra salud.

Llegar a esa conclusión no fue nada fácil y me ha llevado su tiempo, no te creas.

Podría decirse que, durante muchos años de mi vida, estuve «dormida» y muy desconectada de mí, de mi cuerpo, de mis necesidades, de mis emociones, de mi alma.

Durante la adolescencia, mi cuerpo ya empezó a mandarme señales de que había cositas que quizá no estaba teniendo en cuenta: dolores puntuales de articulaciones en muñecas y tobillos, ausencia de regla durante meses, y cuando la tenía eran increíblemente irregulares, moratones por solo soplarme que tardaban mucho tiempo en desaparecer, llagas casi crónicas en la boca desde muy pequeña, acné horroroso a modo de quistes, alergias, cambios de humor muy drásticos...

Mi sistema inmune y mi organismo entendido de la manera más amplia e integrativa posible «lloraba» constantemente. Y yo, sin escucharlo, oye.

Ahora, dicho así todo junto, puedes pensar: «Pero ¿cómo no te dabas cuenta de todo eso?». Primero, porque por aquel entonces no había tanta información como encontramos hoy en día y, segundo, porque no se iba dando todo a la vez y llegaba un momento en que esos síntomas se habían convertido en parte de mí.

El mundo (y yo misma) me etiquetó. Lo peor era ir al médico y recibir el típico diagnóstico estilo: «Está todo bien, es tu genética/metabolismo/cuerpo..., tendrás que aprender a convivir con ello», y yo volvía tan pancha y contenta a mi casa porque el médico me había dicho que todo estaba bien, pero seguía teniendo todos esos síntomas y empeorando.

Tengo que darle gracias a la vida, que me fue trayendo situaciones no tan amables muchas veces, y esto fue lo que me hizo darme cuenta de que no, de que yo no era mis desequilibrios ni mi enfermedad ni mis síntomas, y que la solución no estaba para nada en el exterior, sino dentro de mí y en mi mirada hacia mí misma.

Emociones y salud

Tu sistema inmune escucha y responde a todo lo que sucede en tu mente. Por suerte o por desgracia, tenemos un poder inmenso tanto para destruir como para construir salud.

Una emoción reprimida es terreno abonado para cualquier enfermedad. **No es posible separar un estado emocional de uno fisiológico.** Un estado emocional es un estado fisiológico.

> **Reprimir la expresión de las emociones negativas puede ser causa de enfermedades.**

Al no liberarla de forma natural, esa energía se acumula y repercute en el estado físico, se produce un atasco y las cosas no funcionan.

Cuando evitamos sentir lo que realmente estamos atravesando, muchas veces sin ser conscientes, como era mi caso en la adolescencia, estamos cargando un peso invisible que, con el tiempo, empieza a pasar factura.

A menudo nos convencemos de que ignorar nuestras emociones nos protege del sufrimiento, pero, en realidad, ese silencio emocional puede convertirse en un ruido ensordecedor dentro de nuestro cuerpo, afectando a nuestra salud de formas que no siempre somos capaces de ver de inmediato. Si reprimimos algo por culpa o por miedo al qué dirán, al abandono, a la soledad, al fracaso, a la desaprobación o al juicio de los otros, sin duda ese «algo» se expresará.

El estrés acumulado empieza a manifestarse físicamente. El corazón late más rápido, la respiración se vuelve más pesada y el cuerpo se tensa. De repente, un dolor de cabeza constante, una tensión en el pecho o problemas digestivos pueden ser más que simples síntomas físicos: son las señales del cuerpo de que algo emocional no ha sido liberado. Las emociones reprimidas encuentran su camino a través del cuerpo, en forma de dolores crónicos, problemas digestivos, insomnio o incluso enfermedades autoinmunes, como si el cuerpo nos recordara que no podemos seguir ignorando lo que sentimos.

La salud y las emociones están profundamente conectadas, y el cuerpo se convierte en el escenario donde se expresan las emociones que no logramos exteriorizar con palabras.

La información guardada en la memoria celular nos condiciona de tal forma que nos predispone a percibir y comportarnos de una determinada manera. Lo reprimido, lo que no asumimos en nuestra vida, lo que tememos se hace destino y tendemos a repetirlo.

Cuando sientas una emoción negativa, cierra los ojos y atrévete a sentirla sin juicio, sin agregar pensamientos, permite que sea el propio cuerpo el que resuelva a través de la respiración. Estarás sumando mucho para tu recuperación.

¿Cómo es tu relación con la comida?

Una de las cuestiones que invito siempre a preguntarse y que te invito ahora a hacerte es: ¿cómo es tu relación con la comida? Posiblemente sea buena o no, posiblemente «creas» que es buena, pero si rascas un poquito, salen pensamientos, creencias o emociones muchas veces reprimidas alrededor de este tema.

Darse cuenta de cómo es tu relación con la alimentación y tomar consciencia de ello supone un momento de profun-

da sinceridad contigo mismo. Es como mirarte al espejo y ver no solo tu reflejo físico, sino también lo que hay en tu corazón y en tu mente cada vez que piensas en la comida. Es preguntarte, sin miedo y sin juicios: ¿cómo me siento cuando me alimento?

Es fácil perderse en las rutinas diarias y en las creencias que hemos aprendido sobre lo que debemos o no debemos comer. A veces, ni siquiera nos damos cuenta de que estamos en una lucha constante y silenciosa con la comida. Puede manifestarse en pequeños momentos: ese sentimiento de culpa después de un bocado que crees «prohibido», la ansiedad antes de cada comida, la insatisfacción que queda incluso después de haber comido o el «sentirte completo solamente el fin de semana, cuando te permites todo». Estos son reflejos de una relación que quizá necesita más amor y atención.

Es como si la comida se convirtiera en un campo de batalla en lugar de un puente hacia el bienestar. Pero cuando empiezas a detenerte y a escucharte, cuando prestas atención a cómo te hablas a ti mismo después de comer o mientras miras un plato, comienzas a darte cuenta de cómo te relacionas con ella realmente. Te das cuenta de si la comida es fuente de placer o de estrés, si comes con alegría o con miedo.

Te invito a que te preguntes con sinceridad: ¿qué siento cuando como? (Si quieres puedes distinguir entre lo establecido como «bueno» u «malo»). ¿Lo hago con culpa? ¿Con prisa? ¿Me permito disfrutar el momento? ¿Priorizo el momento de la comida o les doy más importancia a otros factores? Aunque pueden parecer una tontería, las respuestas a estas preguntas a menudo están llenas de emociones profundas que han estado ahí por mucho tiempo.

Es después de indagar mucho cuando puedes reconocer patrones que quizá antes pasaban desapercibidos. Puedes empezar a darte cuenta de que te restringes alimentos que te gustan solo por miedo a engordar, o porque te han dicho que son inflamatorios y te van a producir alguna enfermedad. También puedes empezar a darte cuenta de que comes sin realmente tener hambre, quizá porque te dijeron que tocaba, quizá para llenar algún vacío emocional o por aburrimiento. **Ser consciente de estas actitudes no es fácil, pero es el primer paso hacia la sanación.**

Y no se trata de juzgarte o criticarte, ¡al revés! Se trata de observarte con compasión, de entender que todos llevamos una historia y una mochila a la espalda. Esa historia puede estar marcada por la forma en que nos enseñaron a ver nuestro cuerpo, por la cultura, por todo lo que oíamos a nuestro alrededor, ¡es normal!

Pero lo que está claro es que podemos desaprender y volver a aprender una nueva manera de tratarnos y de ver las cosas. Puedes decidir que la comida no será más una fuente de angustia, sino de nutrición y de amor hacia ti mismo.

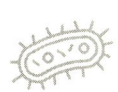 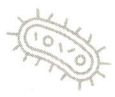 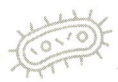

Cómo fue para mí

Al leer todo esto, puede pasar que estés pensando: «Claro, qué fácil lo pinta todo». Si eso es lo que parece, no quiero que lo interpretes así. Ya te dije al inicio del capítulo que el proceso de introspección y autoconocimiento es quizá el camino más difícil y largo, pero, sin duda, el que realmente marca una gran diferencia en el abordaje no solamente del SIBO, sino de cualquier otro trastorno digestivo o patología.

En mi caso nunca fue un camino de rosas. Ya desde la adolescencia mi relación con mi cuerpo físico y con la alimentación eran un total desastre. Por una parte, disfrutaba muchísimo de la comida, pero por otra empecé a generar mil estrategias cero saludables para poder tener el cuerpo «perfecto», que nunca conseguía desde mi punto de vista y que nunca iba a llegar.

Pasé de comer «mal» a comer «supersaludable». Pensaba que me estaba cuidando, pero bajo ese supuesto autocuidado había mucha exigencia, control y rigidez. Funcionó al principio, luego empezó a haber más ansiedad por la comida, dejé de disfrutarla, le cogí hasta manía, pasé de comer cosas «malas» (a ojos del mundo) a ponerme una vez más a dieta. Llegué a olvidar el número de dietas que llevaba a lo largo de tantos años. Todo esto hacía que odiase mucho más mi cuerpo y vivía en un círculo vicioso del que no podía salir, del que de hecho pensaba que no se podía salir.

Creía que mi cuerpo definía mi valor, que toda yo debía hacerlo todo perfecto para que el resto del mundo me quisiera. Pero ¿me quería yo?

Años más tarde, en una de las crisis más grandes de mi vida, me hice la misma pregunta, y pese a todo lo que llevaba encima, ni me había percatado del poco valor que me daba a mí misma.

Desde esa mirada, es imposible sanar.

Desde esos pensamientos autodestructivos, es imposible sanar.

Desde esa mente tan controladora, autoexigente y perfeccionista, es imposible sanar.

Desde esas creencias restrictivas alrededor de la alimentación, es imposible sanar.

Desde la falta de placer en la alimentación (y en tu vida), es imposible sanar.

Como ves, para mí, sanar mi relación con la comida fue algo esencial y muy especial, puede que en tu caso no lo sea, pero te invito a revisar tus patrones de alimentación, tus creencias alrededor de ella. La conducta alimentaria va mucho más allá de los conocimientos que poseemos: es una conducta instintiva y muy emocional.

Al fin y al cabo, **mejorar la relación con la alimentación es un acto de amor propio, una forma de abrazar lo que somos y de cuidar nuestro cuerpo como el hogar que habitamos cada día.** Se trata de reconectar con nosotros mismos a través de cada bocado, aprendiendo a escuchar a nuestro cuerpo, a entender sus necesidades y sus ritmos, en lugar de luchar contra él o castigarlo.

Es dejar de ver la comida como un enemigo o una recompensa, y empezar a verla como un acto de gratitud. Gratitud hacia nuestro cuerpo por todo lo que hace por nosotros, por mantenernos de pie, por hacernos sentir y vivir cada experiencia. Es comprender que cada alimento que elegimos es una oportunidad para nutrirnos, para darnos energía, para construirnos por dentro y por fuera.

Imagina el momento de comer como un ritual de autocuidado. Siente el aroma de los ingredientes, observa los colores en tu plato, saborea cada bocado con calma y presencia, seguro que hasta te das cuenta de sabores que antes no habías percibido. Es un momento para ti, una pausa en el ajetreo de la vida diaria, que te permite reconectar contigo mismo. Cuando empezamos a relacionarnos con la comida desde este lugar de respeto y amor, comenzamos a sanar heridas profundas que tal vez no sabíamos que teníamos.

Deja atrás las culpas, los remordimientos, las dietas restrictivas que solo nos alejan de nuestro bienestar. En su lugar, elige alimentos que te hagan sentir bien, tanto física como emocionalmente. Comer no es solo un acto físico: también es un acto emocional, y debemos permitirnos disfrutarlo sin miedo, sin etiquetas, sin juicios.

La clave está en la conciencia, en preguntarte no solo el porqué sino el para qué, que a veces lo dejamos de lado.

Te propongo un ejercicio breve por si te pudiera ayudar. Coge un boli y un papel y responde a las siguientes preguntas. Date tu tiempo y, a poder ser, hazlo en un momento en el que te encuentres tranquilo, solo necesitas diez minutos.

- Después de comer algo, ya sea un antojo o una comida principal: ¿cómo me he sentido después de comerlo?
- ¿Para qué como con ansiedad? ¿Qué beneficios tiene actuar así? ¿Qué cosas «negativas» me ha aportado este comportamiento? ¿Qué pasaría si ya no volviera a comer con ansiedad? ¿Qué beneficios me aportaría?
- ¿Qué necesita mi cuerpo hoy? (Esta es quizá la pregunta que más me he hecho y más me hago, sobre todo cuando veo que viene la ola que va a pasarme por encima. Hay veces que no me ha dado tiempo a verlo, y lo acepto, y otras veces que, al sentir que no estoy bien, me adelanto, y cuando me pregunto «¿qué necesito realmente?» empiezan a florecer muchas emociones y necesidades de las cuales no había sido consciente. Mucho cansancio, agobio por falta de tiempo y de no llegar a todo porque nunca es suficiente, tristeza acumulada que no he mirado ni sentido, miedos varios, etc.).

A veces la comida no llenará vacíos emocionales, pero sí puede ser una manera de conectar con lo que realmente necesitamos: paz, alegría, equilibrio.

Mejorar la relación con la alimentación es un viaje de redescubrimiento, de soltar cargas, de parar o silenciarnos y de abrirnos a una nueva forma de vernos. Es un **acto profundo de amor, de aceptación y de respeto hacia lo que somos**, hacia lo que nuestro cuerpo nos permite ser. Y en ese camino, cada paso cuenta, cada elección es una semilla de bienestar hacia una mejor salud.

La dichosa fuerza de voluntad

Por mucho que pensemos que la fuerza de voluntad es la protagonista para conseguir mejorar tus hábitos de alimentación, no lo es. La alimentación no depende de una fuerza de voluntad, amigo, alimentarse es:

- **Escuchar nuestras señales de hambre y saciedad.** Nuestras hormonas son más fuertes que nuestra voluntad. Veamos unos ejemplos:
  - Bajos niveles de serotonina (por una restricción de hidratos de carbono y mal equilibrio nutricional) pueden aumentar la impulsividad.
  - Tener elevado el cortisol, la hormona del estrés, hace que estemos en estado de alerta y reaccionemos de manera más impulsiva ante la comida.
  - Vivir en constantes dietas o venir de dietas restrictivas durante largo tiempo altera las hormonas del

hambre (ghrelina) y saciedad (leptina), lo que te llevará a comer más y a saciarte menos.
- **Escuchar nuestras emociones e instintos.** Cuando aprendemos a conectarnos con nuestro cuerpo y nuestra mente de forma consciente, podemos darnos cuenta de cómo los pensamientos y las emociones pueden ser los desencadenantes de nuestra conducta a la hora de comer.

    Parar y darse cuenta del estrés, el miedo, las preocupaciones, de cómo se manifiestan estos en el cuerpo, es el primer paso para poder autorregular la conducta sin usar la dichosa fuerza de voluntad.

    La dificultad surge cuando la comida se convierte en tu único recurso para solventar estos momentos. Cuando te enfrentas a la ansiedad sin ser consciente de cuándo se presenta, ni comprender su origen ni cómo abordarla. Cuando te enfrentas al aburrimiento, a la soledad, a la insatisfacción, a la tristeza... y no le sabes poner nombre. Muchas veces detrás de esa hambre tu cuerpo te está pidiendo cosas que tú mismo no te estás permitiendo ver.
- **Buscar el placer en el acto del comer.** Nuestro cerebro está hecho para buscar placer y aliviar el malestar.

No te voy a negar que el recorrido para mejorar mi relación con la comida no fue ni rápido ni un camino de rosas. Ha sido y sigue siendo un camino de mucho aprendizaje, de acompañamiento y ayuda por parte de otros profesionales y de mucho estudio y conocimiento para entender aún mejor cómo mi organismo funciona en su conjunto.

LA ALIMENTACIÓN CONSCIENTE EN LA MESA Y MÁS ALLÁ

Vivimos en un constante hacer diario y se nos pasa la vida sin darnos cuenta de lo que hacemos ni de cómo estamos, sobre todo en un acto tan sencillo y cotidiano como es el comer.

Esta siempre fue una asignatura pendiente para mí. Aún recuerdo en mi «otra vida», en antiguos trabajos, comer delante del ordenador un táper que me preparaba velozmente antes de acostarme el día anterior porque no tenía más tiempo que dedicarle. Daba igual que estuviera en la mesa comiendo de manera normal, porque engullía el pato en menos de diez minutos (a veces esto era mucho). Y así podría seguir.

Años después, cuando empecé a adentrarme en el mundo de la conciencia plena y después en el *mindful eating* o alimentación consciente, me explotó la cabeza. Fue increíble cómo comencé a sacar a la luz y a ser consciente de creencias y patrones automatizados que me llevaban a acciones de castigo y poco amor hacia mí misma.

Creemos que la alimentación es un simple acto de ingerir alimentos cuando no nos damos cuenta de que va mucho más allá. Nos da la posibilidad de tener mucha información sobre nosotros mismos, sobre cómo estamos, sobre nuestros patrones adquiridos a lo largo de nuestra vida o nuestras creencias. A mí me gusta decir que es nuestro chequeo o escáner personal.

Y ¡qué bonito y valioso es darse cuenta de esto!

Aquí es donde entra el *mindful eating* o alimentación consciente. **El *mindful eating* es una rama del *mindfulness* aplicada al ámbito de la alimentación.**

Jon Kabat-Zinn, padre y referente a nivel mundial del *mindfulness*, lo define como «prestar atención de manera intencional al momento presente, sin hacer ningún tipo de juicio». Es estar con todo tu ser en el momento presente. Ay, amigo, y ¡qué complicado se hace esto!

En el caso de la alimentación consciente, implica algo parecido pero llevado al acto de comer. En pocas palabras, es comer atentos a la experiencia interna, a escuchar las sensaciones corporales, prestar atención al sabor, olor o apariencia de la comida que tienes delante, cosa que la mayor parte de las veces no hacemos. Es también prestar atención a las señales de hambre-saciedad, indagar un poquito más en los desencadenantes psicoemocionales que nos llevan a recurrir a la comida, a qué emociones o pensamientos están asociadas.

Una práctica tan barata y «sencilla» de practicar, pero que tanto nos cuesta debido a las prisas que llevamos, a la poca importancia que le damos al acto de comer y a la creencia de que ser una persona *multitasking* o multitarea es algo beneficioso, cuando en el fondo lo único que hace es mermar nuestra salud.

Mediante la consciencia plena en la alimentación, podemos dejar de pensar en automático y permitir que nuestro sistema nervioso tenga un ratito de calma y paz, lo que ayudará considerablemente a nuestra digestión.

Comer demasiado rápido aumenta las probabilidades de sentirnos muy llenos, insatisfechos y con malestar después de comer.

Cómo nos relacionamos con la comida no es más que un reflejo de cómo estamos y cómo nos relacionamos con la vida.

Estar en el aquí y el ahora nos permite escoger la mejor opción de actuar. No significa que eliminemos nuestros problemas o, en este caso, nuestras ansias por comer determinados alimentos; al revés, los problemas seguirán estando, pero puedes reaccionar de manera diferente ante ellos.

Observar y aceptar mis sensaciones corporales, ser consciente de lo que me pasa, de mis emociones y pensamientos y cómo suelo reaccionar ante ellos me permitirá tener mayor capacidad para atender las señales de hambre y saciedad, una menor dependencia de ciertos alimentos y, sobre todo, me dará una mejor capacidad de digerir los alimentos y, por lo tanto, menos malestar.

¿Qué beneficios te aporta la alimentación consciente?

- Te ayuda a conocerte mejor, a conectarte más con tus emociones y a conocer esos «disparadores» que activan tu ansiedad y estrés.
- Te permite identificar cuándo estás comiendo en piloto automático, cada vez más fácilmente.
- Pasas de dejar atrás platos sin sabor y sin gracia porque «engordan» menos a reconectarte con el verdadero placer del comer los 365 días del año y no solo el fin de semana porque «es cuando me toca y me lo merezco».
- Te ayuda a dejar atrás las dietas restrictivas porque te conecta con tus sensaciones de hambre-saciedad y de plenitud-saciedad. Muchas veces acompañado de un trabajo profundo de autoconocimiento.
- Te permite aprender a elegir alimentos más nutritivos para ti. A veces no lo serán tanto y ¡está bien! Por eso también te ayuda a disminuir ese sentimiento de culpa cuando comes algo que siempre has identificado como «malo».
- Mejora tus digestiones y, hablando de SIBO, esto es fundamental. Tu estómago trabajará menos y mejor, y podrá aprovechar mejor los nutrientes.

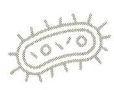 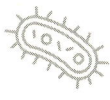 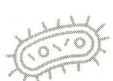

¿Cómo empezar a llevar una alimentación más consciente?

Entiende que implementar estos consejos no sucede de un día para otro y que el proceso no es lineal. **Comprometerte con el proceso no significa hacerlo perfecto, sino empezar con una actitud curiosa, compasiva, paciente y sin expectativa alguna.**

Si tuviera que resumirte algunos pasos que se pueden llevar a cabo para empezar a incorporar una alimentación más consciente serían:

1. **Frena un momento y respira.** Antes de empezar a comer, suelta todo lo que tengas en tu mano (móvil, cubiertos, bolígrafo, ordenador, mando de la tele...) y haz de tres a cinco respiraciones completas y lentas por la nariz. Esto ayudará a tu sistema nervioso a entender que no hay peligro alguno y que puede relajarse en ese momento.

    Si cuando nos sentamos a la mesa nuestro sistema nervioso autónomo (el encargado de funciones como la respiración, sistema hormonal, digestión...) está en modo simpático o en estado de «alerta», el sistema digestivo se detiene porque entiende que debe dar prioridad a salvaguardar al cuerpo de la amenaza que está teniendo (que muchas veces será el jefe/a, el informe que tienes que entregar, la discusión con tu pareja, problemas económicos o disputas familiares o con el vecino).

Si tu sistema digestivo «se detiene» no funcionará correctamente y traerá problemas como:

- Reducción de las secreciones gástricas (menos ácido estomacal, menos enzimas, etc.).
- Al quedar la digestión a medias notas más pesadez, hinchazón, gases, dolores.
- Poco a poco vamos perdiendo el efecto antimicrobiano, lo que nos vuelve más vulnerables a un sobrecrecimiento de hongos, parásitos, bacterias.
- Esto por supuesto acaba deteriorando y aumentando la permeabilidad intestinal.

Como ves, no siempre el alimento es el causante de tus malestares digestivos. De hecho, es un error empezar a eliminar a diestro y siniestro alimentos de nuestra dieta «por si acaso» pensando que así solucionaremos nuestro malestar. Te invito a reflexionar en esas ocasiones cómo has comido, cómo te sentías cuando lo hacías, con quién comías, cómo era la situación..., para tomar conciencia de que tus emociones juegan un papel fundamental en cómo te sientes después de haber comido.

2. **Suelta los cubiertos.** ¿No te has encontrado muchas veces masticando y con el tenedor ya preparado con un trozo de comida amenazando a tu boca a modo de «venga, hombre, ¡acaba ya!»? ¡Yo era muy pro en esto!

No hemos terminado de masticar y tragar y ya estamos forzando el siguiente bocado. Prueba a soltar los cubiertos cuando te metas la comida en la boca. No cortes ni pinches más comida. Suelta, mastica tranquilamente, con las manos donde quieras, y traga. Después ya coge de nuevo los cubiertos y vuelve a cortar o recoger el siguiente bocado. Ni te imaginas lo que ayuda a bajar el ritmo este simple ejercicio.

3. **Deja de etiquetar los alimentos como «buenos» o «malos».** Abandona la lista de alimentos buenos y alimentos malos o prohibidos. Estamos muy acostumbrados desde pequeños a polarizar la alimentación.

   La alimentación no tiene moralidad, o al menos así lo veo yo. Cuando se categoriza a los alimentos de esta manera, se generan asociaciones emocionales que pueden llevar a la culpa o la vergüenza si se consume algo considerado «malo», y esto puede ser una bomba de relojería.

   Enfócate más en la flexibilidad y el equilibrio. Dependerá del contexto y de cómo los alimentos se integran en un estilo de vida equilibrado adecuado a las necesidades de salud de cada persona.

   En mi caso, algo que cambié fue elegir comer alimentos «menos nutritivos», independientemente del día de la semana que fuera, si es lo que necesito o quiero para satisfacer mis necesidades en ese momento. Se acabó el permitirme comer pizza, helado, patatas fritas u otras cosas moralmente «malas» solo los fines de semanas o en un día concreto de la semana como si fuera el único momento que me lo pudiera permitir.

La prohibición suele generar deseo, y en cuanto tengas algo de ansiedad irás a por ellos sin ninguna duda. Si yo te digo «no pienses en un elefante azul», ¿en qué estás pensando? Sé que es un ejemplo simplista, pero de una manera u otra resume la reacción ante una restricción.

Cuando eliminamos las etiquetas y el juicio, liberamos nuestra relación emocional con la comida y nos enfocamos en el disfrute, el bienestar y el autocuidado, en donde cada alimento puede tener un lugar y un propósito, sin que uno solo defina el valor de la dieta.

Lleva su tiempo y su práctica, pero poco a poco vas dejando que tu cuerpo te vaya diciendo qué necesita. Confía.

4. **Incluye satisfacción en el plato.** El factor satisfacción es protector de la ansiedad y reactividad asociada a la comida. Notarás el cambio de pasar de comer *light* o comida a la plancha casi sin aceite ni sal a entender que las calorías no lo son todo y que te beneficia aumentar la densidad nutricional en el plato.

Esto permite que el cuerpo y la mente reconozcan que han sido alimentados y atendidos, reduciendo así la probabilidad de comer en exceso o de sentir la necesidad de «llenar un vacío» con alimentos que no necesariamente necesitamos. El disfrute del alimento promueve un estado de plenitud y paz, evitando la urgencia de buscar placer en otros alimentos de manera inconsciente.

5. **Evitar ciertos estímulos o «estados» a la hora de comer.** Evitar comer con la televisión encendida, mirando el móvil, el iPad o revisando los correos en el ordenador. Es igualmente importante evitar estados emocionales alterados al momento de comer. Si comes con rabia, tristeza, culpa, miedo y frustración no vas a digerir lo que comes ni vas a metabolizar esos alimentos de forma eficiente. Comer en un ambiente sin distracciones ayuda a que estemos más conscientes de cada bocado, permitiendo percibir mejor las señales de hambre y saciedad, y favoreciendo una experiencia alimentaria completa.

Estos pequeños pasos ayudan a que el sistema nervioso entre en un estado de calma, lo que permite que el cuerpo priorice la digestión de forma natural y eficiente.

6. **No tienes por qué acabar todo lo que hay en el plato.** El no dejar nada en el plato es un comportamiento que muchas veces viene de haber escuchado desde pequeños comentarios de que había niños pobres que se morían de hambre..., o que no habías pasado una guerra y no sabías lo que era eso de pasar hambre, ¿y qué hace uno ante tales afirmaciones? Pues ¡terminarse todo el plato! Que, ojo, muchas veces son platos con mucha más cantidad de la que el cuerpo de un niño puede abarcar. Esto es fundamental, ya que puede hacer que desde muy pequeños empecemos a desconectarnos de nuestras señales de saciedad porque nos han acostumbrado a comer más de lo que nuestro cuerpo necesita.

Aprende a reconocer la sensación de saciedad y a dejar en el plato lo que sobre si no tienes más hambre. Para poder reconocer estas señales, es importante comer despacio y masticando varias veces el bocado, así darás tiempo al cerebro a detectar las señales. Si por el contrario casi lo engulles, comerás más cantidad de comida de la que tu estómago puede albergar.

7. **Nos somos robots y ¡está bien!** Es imposible estar bien todo el tiempo porque somos seres humanos, no máquinas programadas para funcionar de manera única, por lo que la imperfección es parte de nuestra naturaleza. Nuestras emociones, energía y salud están en constante cambio, influenciadas por factores internos y externos.

Pretender estar siempre en un estado perfecto como se pinta muchas veces en redes sociales genera una presión irreal, que, en lugar de beneficiar nuestro bienestar, suele incrementar el estrés y el agotamiento.

Aceptar que la vida no es lineal y que no siempre podemos estar bien también permite adaptarnos mejor a cada situación. Esta aceptación nos da la libertad de entender que cada día es diferente, que habrá momentos buenos y otros que no tanto, y que en lugar de ver estos momentos como fallos, podamos verlos como oportunidades para conocernos un poquito más.

EL PROCESO DE SANACIÓN NO ES LINEAL

Los cambios de hábitos requieren tiempo, paciencia y repetición. A veces, cuando no vemos resultados rápidos, nos frustramos y queremos rendirnos. Pero la verdad es que los hábitos no se forman de la noche a la mañana. Necesitamos entender que el progreso es un proceso, y este proceso no es lineal, sino que tiene sus altibajos.

En vez de enfocarte en lo que no estás mejorando, enfócate en lo que sí estás logrando cambiar y mejorar. A veces puede significar que te empiezas a levantar con un poquito más de energía y más alegre; que tus reglas han dejado de dolerte; que ya no necesitas laxantes para ir al baño; que sales a cenar sin contar las calorías del plato. Aunque no veas resultados visibles cada día, cada pequeño esfuerzo y rayo de luz cuenta.

En lugar de esperar un progreso perfecto y constante, necesitamos aprender a aceptar que cada paso, incluso los retrocesos, forman parte del viaje y para nada te mandan al inicio: al revés, te hacen fuerte. Todo ese camino atravesado te ha ido dando herramientas y mucho más conocimiento de ti mismo.

La clave está en aceptar esto, tener paciencia con nosotros mismos y con el profesional que nos acompaña, sabiendo que cada esfuerzo, por pequeño que sea, nos acerca a ser la mejor versión de nosotros mismos.

8
MENÚS Y RECETAS

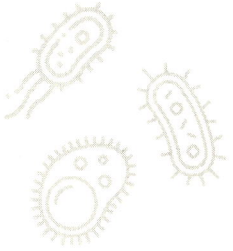

Empezar a cambiar hábitos en lo que a alimentación se refiere implica un poco de organización. No te digo que dediques parte de tu día a cocinar, ni mucho menos, sino que, aunque pienses que organizar o pensar un menú semanal es añadir más locura y carga a tu día a día, es todo lo contrario. Te va a ayudar a ordenarte y a no hacerte comidas con lo primero que pillas en la nevera.

- Estos menús están planteados para una fase inicial de restricción con cierta flexibilidad.
- Te propongo opciones de menú bajo en FODMAP y también para SIFO. En el caso de SIBO sulfuro de hidrógeno puedes usar los menús bajos en FODMAP adaptándolos acorde a las pautas comentadas en el capítulo 5 de limpieza, en donde la idea es eliminar en una primera fase de restricción aquellos alimentos ricos en azufre. En el caso de la proteína, prioriza sobre todo el pescado, y con respecto a la carne, es preferible la carne magra. Recuerda reintroducir lo antes posible acorde a tu tolerancia.

- Ten en cuenta que muchas veces NO SERÁ NECESARIO llevar una fase de restricción estricta y que simplemente bajando la carga final de FODMAP puede funcionar muy bien sin tener que pasar por las tres fases. Por eso vuelvo a destacar que siempre será necesario individualizar la adaptación de la dieta.
- Aunque en algunas recetas te he especificado cantidades de alimentos, te recomiendo que SIEMPRE te guíes por tu tolerancia. Estos son menús genéricos que seguramente tengas que readaptar a tu caso en concreto. Muchas veces no solamente hay un tipo de SIBO, por lo que recuerda tener en cuenta tu tolerancia y adaptarlo siempre a eso.
- Como no sé cómo eres, si te gusta cocinar o no, si tienes más o menos tiempo para cocinar, si te gusta más salado o dulce..., he intentado ofrecerte desde comidas sencillas en donde solo sea necesario «montar» el plato y listo, hasta recetas más elaboradas y diferentes, por si te apetece experimentar un poquito más en la cocina.
- ¡No te compliques la vida! El tiempo es oro, y tanto si eres de los que llega con el tiempo justo a casa como si no, te dejo algunas ideas básicas que puedes preparar en cantidad para optimizar tiempo en la cocina y para esos momentos en los que llegas tarde y tienes pocas ganas de cocinar.
  - Solo tienes que ponerlo en táperes de cristal y guardarlo en la nevera para consumir en los tres o cuatro

días próximos, o congelar y así tener para otros momentos, como purés o caldos.
- o **Verduras y hortalizas.** Son indispensables, ya sea como plato principal o bien como guarnición, por lo que tener verduras listas te ayudará a ir más rápido a la hora de preparar tu plato.
    - ♦ Al vapor, como brócoli, coliflor, judías verdes, zanahorias, alcachofas, patata, boniato, espárragos verdes, etc.
    - ♦ Al horno o en la airfryer: pimiento, cebolla, escalivada (pimiento rojo, cebolla, berenjena, tomate), ajos, calabaza, patata, boniato, etc.
    - ♦ Guisados: cebolla pochada, salsa casera de tomate.
    - ♦ En purés o cremas. En esta opción aprovecha y haz más cantidad, así puedes congelar.
- o Cereales y pseudocereales.
- o Salsas y aliños.

MENÚ BAJO EN FODMAP

	Lunes	Martes	Miércoles
Desayuno	Kiwi Tostada de **pan de trigo sarraceno (p. 242)** con aguacate, rúcula y sardinillas en aceite	Pudin de chía con yogur de coco, pipas de calabaza, papaya, coco rallado y canela. **Leche dorada (p. 243)**	Tortilla francesa de espinacas con **crackers de semillas (p. 244)** y arándanos
Comida	Ensalada de canónigos, germinados de alfalfa, pepino y arroz basmati Salmón al horno	Ensalada de pasta de trigo sarraceno con rúcula, judías verdes, zanahoria rallada, aceitunas y huevos de codorniz	Berenjena rellena de carne de vacuno, zanahoria y pimiento rojo gratinada con queso de cabra sin lactosa
Cena	Crema de calabacín, patata y zanahoria Tortilla francesa	Calabaza y pimiento rojo al horno con romero Filetitos de pavo macerados en salsa de tamari	Crema de calabaza y zanahoria Caballa al horno

MENÚ 1

Jueves	Viernes	Sábado	Domingo
Piña Tortitas de arroz con aguacate, pavo > 90 % de carne y rúcula	Smoothie de papaya, naranja, pepino, zanahoria, jengibre, cúrcuma y menta (1 *scoop* de proteína en polvo opcional)	Huevos revueltos con jamón serrano Kéfir de cabra con frutos rojos y canela	Batido de fresas, espinacas y leche de coco Creps de avena/trigo sarraceno con mermelada de arándanos casera y chocolate negro desecho
Salteado de calabacín con **puré de boniato, jengibre y cúrcuma (p. 246)** Merluza al horno con perejil fresco	Judías verdes con puré de patata, cúrcuma, pimienta y perejil Bacalao en salsa de tomate casera	Parrillada de verduras (calabacín, berenjena y setas) Hamburguesas de pollo	Espaguetis de trigo sarraceno con tomates cherry y gambas
Ensalada de quinoa y verduras asadas (calabacín, zanahorias, pimiento) y espinacas frescas con salsa de AOVE, romero y sal	Endivias rellenas de granada, aguacate y tomate picado Dos huevos revueltos con queso de cabra	Ensalada de canónigos, albahaca, anchoas y zanahoria rallada Mejillones al vapor	**Frittata de calabacín y zanahoria al horno (p. 247)**

MENÚ BAJO EN FODMAP

	Lunes	Martes	Miércoles
Desayuno	Huevos revueltos con champiñones de bote Plátano con una onza de chocolate > 85 % y nueces	Arándanos con yogur de cabra y canela Tostada de pan de trigo sarraceno con rúcula y pavo > 90 % de carne	**Porridge dorado de avena o trigo sarraceno, papaya y coco (p. 248)**
Comida	Lubina al horno sobre patata y calabacín con aliño de AOVE, piñones y romero	Albóndigas de ternera con salsa de tomate casera, zanahoria y judía verde, acompañado de arroz basmati	Ensalada de escarola y aguacate Muslo de pavo al horno con pimiento rojo y berenjena
Cena	**Tabulé de mijo con pollo (p. 253)**	Crema de zanahoria, jengibre y cúrcuma Sardinas al horno con AOVE y perejil	**Paté de berenjena (baba ganoush) (p. 254)** con crudités de zanahoria y apio Sepia a la plancha

MENÚ 2

Jueves	Viernes	Sábado	Domingo
Kiwi **Tostadas keto (de almendras) con salmón ahumado y rúcula (p. 260)**	Smoothie de frutos rojos y chía Crackers de espelta con tomate y atún	Pudin de chía con frutos rojos y una cucharadita de semillas de sésamo Tortilla de jamón serrano y tomate picado	Muffins de huevo con orégano y pavo Taza de leche dorada
Espaguetis de calabacín con mayonesa de aguacate y gambas (p. 250)	Pollo y hortalizas al horno con aliño de hierbas y limón	**Lubina al horno sobre patata y calabacín con crujiente de almendras (p. 252)**	Fideos de arroz con zanahorias, judías verdes y beicon
Acelgas y calabacín salteadas con taquitos de jamón serrano	Carpaccio de calabacín y tomate con aceitunas negras Pulpo a la plancha con patata enfriada	Vasito de caldo de huesos Totilla de patata con brócoli (50 g) acompañado de mix de hojas verdes con aliño de limón	Calabacín relleno de caballa en AOVE

PAN DE TRIGO SARRACENO

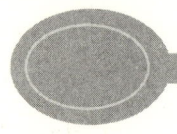

Ingredientes

- 600 g de trigo sarraceno en grano
- 125 ml de agua filtrada (funciono mucho a ojo porque también dependerá del tiempo que dejes escurrir el grano después de la hidratación)
- 2 cdas. de psyllium en cáscara
- 1 cda. de sal

Elaboración

1. Primero lava y escurre bien el trigo sarraceno.
2. Una vez escurrido, ponlo en un bol y cúbrelo bien de agua. Déjalo toda la noche en remojo.
3. Por la mañana, escurre bien el trigo sarraceno (de este paso dependerá mucho la cantidad de agua que tengas que echar después) y ponlo en una batidora o procesador. Echa el agua y la sal.
4. Tritura, y si ves que cuesta mucho, puedes agregarle un poquito más de agua (hasta 200 ml como mucho). También dependerá de la potencia de la máquina.
5. Vierte la mezcla de nuevo al bol y añade el psyllium (yo lo eché al batir). Con una espátula mezcla hasta que quede bien integrado todo.
6. Cubre el bol con un paño de cocina limpio y deja fermentar 24 horas (si es invierno). En verano sería suficiente con 12 horas.

7. Cuando ya haya pasado el tiempo de fermentación, enciende el horno a 175 °C. Pon en la bandeja un papel vegetal y espolvorea un poquito de harina de trigo sarraceno. Coloca la masa en la bandeja manteniendo la forma. Si es necesario, dale un poco de forma con las manos.
8. Espolvorea un poco de harina sobre la masa y hazle dos cortes para facilitar la cocción.
9. Dependiendo del horno, puedes dejar entre 1 hora y 15 minutos y 90 minutos a 175 °C.
10. Deja enfriar sobre una rejilla.

LECHE DORADA O CÚRCUMA LATTE

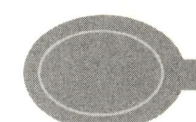

Ingredientes

- 250 ml de bebida vegetal
- ½ cdta. de canela
- 1 cdta. de cúrcuma
- una pizca de pimienta negra
- ¼ de cdta. de jengibre en polvo
- 1 cdta. de aceite de coco
- 1 anís estrellado (opcional)

Elaboración

1. Echa todos los ingredientes en un cazo (menos la cúrcuma y el aceite) y hierve durante 3-4 minutos a fuego medio. Ve removiendo.
2. Apaga el fuego, echa la cúrcuma y el aceite de coco y remueve todo medio batiéndolo para que quede más cremoso y mejor integrado.
3. Sirve en una taza y tómalo caliente.

Puedes preparar más cantidad y guardarlo en la nevera (2-3 días). Cuando vayas a tomarlo, ¡caliéntalo y listo! Puedes beberlo frío, aunque en otoño o invierno, y si tu sistema digestivo es delicado, te recomiendo calentarlo, aunque sea un poquito.

CRACKERS DE TRIGO SARRACENO Y SEMILLAS

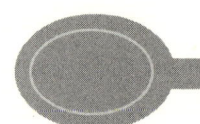

Ingredientes

- 120 g de copos de trigo sarraceno (puedes usar los copos de avena finos)
- 110 g de pipas de calabaza
- 50 g de pipas de girasol
- 60 g de semillas de sésamo crudo

- 3 cdas. (18 g) de psyllium en cáscara
- 15 ml de aceite de oliva
- 1 cdta. (3 g) de sal
- 180 ml de agua
- Otras especias que te apetezcan (opcional): orégano, romero, ajo deshidratado, cúrcuma, etc.

Elaboración

1. Mezcla en un bol con una cuchara todos los ingredientes menos el aceite y el agua. Una vez que todos estén bien mezclados, agrega el aceite y combina.
2. Añade después el agua, mezcla de nuevo y deja reposar 10 minutos.
3. Coloca la masa sobre un papel de horno. Pon otro trozo de papel de horno encima de la masa y, con la ayuda de un rodillo o un tarro de cristal, extiéndela hasta lograr un enorme cracker con un grosor aproximado de 5 mm. Retira con cuidado el papel de encima.
4. Hornea a 180 °C durante 15-20 minutos. Saca la bandeja del horno y dale la vuelta al cracker gigante. No pasa nada si se rompe, porque después lo romperás del todo.
5. Hornea por el otro lado, unos 15-20 minutos más. Estate pendiente del horno para que no se te quemen, ya que cada horno es un mundo.
6. Saca la bandeja del horno y deja enfriar.
7. Trocea con las manos en crackers del tamaño que quieras.

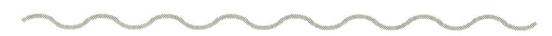

PURÉ DE BONIATO, JENGIBRE Y CÚRCUMA

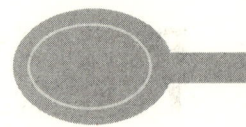

Ingredientes

- 1 boniato grande
- 80 ml de leche de coco en lata
- 1 cdta. de cúrcuma en polvo
- 1 cdta. de jengibre en polvo
- una pizca de pimienta negra

Elaboración

1. Limpia bien el boniato con abundante agua y sécalo.
2. Asa el boniato en el horno con la piel durante 30 minutos a 180 °C o hasta que esté bien hecho.
3. Quita la piel. Machaca el boniato con un tenedor y mézclalo con el resto de los ingredientes hasta que quede una pasta homogénea. Puedes batirlo o triturarlo dependiendo de la textura que te guste más.

 Puedes hacer más cantidad y guardarlo en la nevera para consumirlo más adelante (dura entre 4-5 días). De esta manera, pasadas las 24 horas obtendrás un delicioso acompañamiento alto en almidón resistente.

FRITTATA DE CALABACÍN Y ZANAHORIA AL HORNO

Ingredientes

- 1 calabacín mediano
- 2 zanahorias
- 2 huevos
- 30 ml de bebida vegetal
- 1 cda. de aceite de oliva virgen extra (AOVE)
- sal marina, pimienta negra y orégano al gusto
- unas hojitas de albahaca natural

Elaboración

1. Precalienta el horno a 180 °C con calor arriba y abajo.
2. Limpia el calabacín y pela las zanahorias. Ralla tanto el calabacín como las zanahorias y ponlo en un bol.
3. Bate los huevos y mézclalo con la bebida vegetal, la sal, la pimienta, el orégano y la albahaca fresca picadita.
4. Añade esta mezcla al bol junto con el calabacín y las zanahorias ralladas, y remueve hasta que quede bien integrado.
5. Pon toda la mezcla en un recipiente apto para horno (previamente engrasado o encima de un papel vegetal apto para horno).
6. Hornear durante 20-25 minutos o hasta que lo veas bien hecho y dorado.
7. Otra opción o alternativa sería no incorporar la leche

(o menos cantidad) para que la masa quede más espesa y hacerlo en la sartén como si fueran tortitas o con la forma que más prefieras.

PORRIDGE DORADO DE AVENA, PAPAYA Y COCO

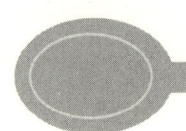

Ingredientes

- 85 g de avena (o trigo sarraceno si se prefiere)
- 300 ml de bebida de coco o almendra
- 2 cdas. de coco rallado
- 1 cdta. de cúrcuma
- 1 trozo de corteza de limón
- 1 cdta. de canela
- ½ cdta. de jengibre en polvo
- una pizquita de pimienta
- 75 g de papaya
- Topping: puedes echar frutos secos o frutita cortada, semillas, mermelada de fruta, cacao puro...

Elaboración

1. Hierve la bebida vegetal y añade la avena, la canela, la corteza de limón, el jengibre y la pimienta. Remueve durante 10 minutos a fuego muy lento para que no se pegue.

2. Cuando tengas una papilla algo grumosa, apaga el fuego y deja reposar 1 minuto.
3. Si se ha quedado seco, añade un poco más de bebida vegetal, hasta obtener la consistencia y cremosidad deseada.
4. Agrega la cúrcuma y el coco rallado y mezcla bien. Añade la papaya y los toppings que quieras. Si queda muy espeso, puedes echarle un chorrito de bebida vegetal hasta que esté a tu gusto.

TOSTADAS KETO DE ALMENDRAS EXPRÉS

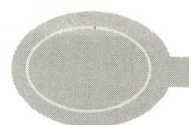

Ingredientes

- 30 g de harina de almendra
- 1 huevo mediano
- orégano y sal al gusto
- 1 cdta. de levadura química
- 1 cda. de bebida vegetal
- un chorrito de aceite de oliva virgen extra (AOVE)

Elaboración

1. Bate y mezcla todos los ingredientes bien en un recipiente que puedas meter después al microondas y que no sea muy grande para que suba más la masa.

2. Cuando tengas una mezcla homogénea, métclo al microondas 1,5 minutos a máxima potencia (unos 850 W).
3. Cuando lo saques, verás que ha subido (si tu recipiente es más bien pequeño). Córtalo por la mitad a modo de bocadillo. También puedes tostarlo, ¡quedará más crujiente!
4. Rellénalo de lo que más te guste. ¡A disfrutar!

ESPAGUETIS DE CALABACÍN CON MAYONESA DE AGUACATE Y GAMBAS

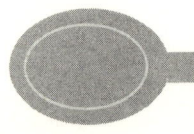

Ingredientes

- 1 calabacín pequeño o mediano
- 5 tomatitos cherry
- ½ aguacate
- 80 ml de agua filtrada
- 1 cdta. de sal
- 2-3 hojas de albahaca
- 8 gambas
- aceite de oliva virgen extra (AOVE)

Elaboración

1. Lava la verdura con un espirilizador (maquinita para hacer las espirales). Haz los espaguetis de calabacín.

Si no tienes esta herramienta no pasa nada, también puedes utilizar un cortador en juliana o un pelador. Reserva.

2. Lava los tomates cherry y córtalos en mitades. Reserva con los espaguetis de calabacín.

3. Calienta un poquito de AOVE en la sartén y añade las gambas, los tomatitos cherry y una pizca de sal.

4. Cuando estén casi hechos, añade los espaguetis de calabacín. Saltea durante unos 2-3 minutos a fuego medio/alto, removiendo continuamente para evitar que se quemen y conseguir que se hagan de manera homogénea. Lo que buscamos es que queden crujientitos pero hechos.

5. Tritura con un procesador o batidora el aguacate, la albahaca, el agua, un chorrito de AOVE y sal. Mezcla hasta que quede bien homogéneo y sin grumos.

6. Pon la salsa sobre los calabacines, los tomates cherry y las gambas.

Puedes espolvorear por encima con semillas de sésamo trituradas o unos pocos piñones, por ejemplo. Más adelante te dejo ideas de otros aliños y salsas que puedes añadirle, sobre todo acorde a tu tolerancia.

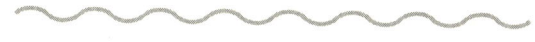

LUBINA AL HORNO SOBRE PATATA Y CALABACÍN CON CRUJIENTE DE ALMENDRAS

Ingredientes

- 150 g de lubina ya limpia
- 1 patata pequeña
- ½ calabacín mediano
- zumo de ½ limón
- mix de tomillo, orégano y romero (en seco)
- 1 puñadito de almendras
- sal y pimienta al gusto
- un chorrito de aceite de oliva virgen extra (AOVE)

Elaboración

1. Precalienta el horno a 180 °C
2. Lamina muy finita la patata y el calabacín.
3. Cocina primero la patata. Para ello, pon papel de horno encima de la bandeja y coloca la patata en láminas separadas entre sí. Hornea a 180 °C hasta que empiecen a dorarse.
4. Añade el calabacín y echa la sal, la pimienta y un chorrito de aceite por encima. Hornea durante 5-10 minutos más.
5. En un mortero añade las almendras, las hierbas y el zumo de limón y pica. No lo tritures demasiado, ya que es mejor que queden trocitos de almendra.

6. Tras 10 minutos añade la lubina con la piel hacia arriba sobre la cama de patata y calabacín. Echa la mezcla del mortero por encima del pescado y termina de cocinar al horno durante otros 10-12 minutos aproximadamente.

TABULÉ DE MIJO CON POLLO

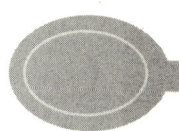

Ingredientes

- 200 g de pollo
- 80 g de mijo
- 1 pepino picadito
- 1 tomate mediano picadito
- alcaparras
- unas ramas de perejil fresco
- sal y pimienta al gusto
- aceite de oliva virgen extra (AOVE)

Elaboración

1. Limpia bien el mijo bajo el grifo y una vez bien escurrido ponlo a hervir durante 10-15 minutos. Escurre y deja aparte hasta que se enfríe.

2. Trocea el pollo y fríe con poquito aceite en la sartén hasta que quede doradito.

3. En un bol mezcla el pepino, el tomate y las alcaparras y añade el pollo y el mijo.
4. Añade el AOVE, la sal, la pimienta y el perejil picadito y remueve todo bien.
5. Opcional: puedes agregarle unas nueces picaditas.

 Aunque la receta es en frío, si notaras que lo crudo como el pepino y el tomate no te acaban de sentar muy bien o te resultan muy pesados, puedes hacer la versión guisada y añadir otras verduras. Adapta las recetas a tu sensibilidad digestiva y al momento en el que estés.

PATÉ DE BERENJENA (BABA GANOUSH)

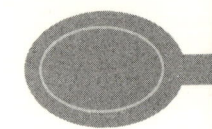

Ingredientes

- 2 berenjenas
- 2 cdas. de zumo de limón
- 1 cda. de aceite de oliva
- una pizca de sal marina
- una pizca de pimienta negra
- 1 diente de ajo
- 2 cdas. de tahini (pasta de sésamo)
- ½ cdta. de comino molido

Elaboración

1. Asa las berenjenas en el horno.
2. Cuando estén templadas y con cuidado de no quemarte los dedos, retírales la piel y tritúralas con el resto de los ingredientes hasta obtener una pasta fina y uniforme. No tritures mucho para que no quede demasiado líquida, la idea es que resulte una masa un poquito compacta para poder untar.

MENÚ PARA SIFO

	Lunes	Martes	Miércoles
Desayuno	**Tostada de harina de almendra con salmón ahumado, tomate y rúcula (p. 260)**	**Pudin de chía con yogur de coco, fresas, coco rallado y nueces (p. 261)**	Compota de manzana con semillas de girasol Huevos a la plancha con rúcula y aguacate
Comida	**Pollo al curri con verduras y quinoa (p. 262)**	**Sopa fría de aguacate y pepino (p. 264)** Muslitos de pollo guisados en salsa casera de tomate y puerro	Carpaccio de tomate con aliño de limón y orégano Dhal de lentejas rojas
Cena	Crema de calabacín, puerro y zanahoria Bacalao a la plancha con perejil fresco	**Caldo de huesos (p. 265)** con mijo Calamar y calabacín a la plancha	Ensalada tibia de trigo sarraceno, alcachofas y rúcula Albóndigas de pavo

MENÚ 1

Jueves	Viernes	Sábado	Domingo
Batido de frutos rojos, leche de almendras (sin azúcar) y chía. **Crackers de semillas (p. 244)** con sardinas en aceite de oliva	Papaya Tostada de trigo sarraceno con aguacate y huevos duros	Jugo verde (manzana, apio limón, jengibre, menta y agua) Yogur de coco con plátano, semillas de calabaza, cacao y canela	Kiwi Tostada de trigo sarraceno con **baba ganoush (p. 254)** y anchoas
Puré de boniato y coliflor Merluza con *all i oli* de ajo negro	Calabacines rellenos de carne picada, cebolla y tomate natural acompañado de quinoa	Guiso de garbanzos con kale, judías verdes y leche de coco	Endivias rellenas de granada, aguacate y tomate picado. Trasero de pavo al horno con cebolla morada
Coles de Bruselas salteadas con beicon Tortilla francesa	**Timbal de verduras y anchoas (p. 266)**	**Espaguetis de calabacín con gambas y mayonesa de aguacate (p. 250)**	Salteado de setas shiitake y espárragos verdes Huevos «fritos» sin aceite

MENÚ PARA SIFO

	Lunes	Martes	Miércoles
Desayuno	Mix de frutos rojos Tostadas de trigo sarraceno con aguacate y caballa en aceite	Puñado de arándanos **Sándwich de pan de lino con canónigos, tomate y salmón ahumado (p. 268)**	Papaya Revuelto de huevos con champiñones, tomate picadito y aguacate
Comida	Crema de calabaza, cebolla y cúrcuma con 1 cucharadita de aceite de coco en crudo Hamburguesas de pollo acompañado de trigo sarraceno	Salteado de pavo con brócoli, calabacín y aliño de tomillo y romero	Gazpacho casero Boquerones con endivias y zanahorias al horno
Cena	Sopa de verduritas con caldo de huesos Sardinas al horno	Revuelto de huevos con espárragos verdes, puerro y jamón	**Hummus de boniato prebiótico (p. 270)** Crudités de verduras: apio, pimiento, pepino

MENÚ 2

Jueves	Viernes	Sábado	Domingo
Granada Tostadas de pan de lino con pavo (> 90 % de carne)	Piña **Creps de calabacín con rúcula, queso fresco de cabra (sin lactosa) y jamón serrano (p. 269)**	Pudin de chía con yogur de coco, moras, avellanas tostadas y 1 *scoop* de proteína en polvo	Kiwis Revuelto de huevos con calabacín y boniato «enfriado»
Pisto de verduras Merluza con ajo (opción ajo negro) y perejil fresco	Albóndigas de ternera con puré de coliflor y espaguetis de trigo sarraceno	Cóctel de gambas Dorada al horno con cebolla y limón	Ensalada de lentejas con pepino, brócoli, tomate picadito, eneldo fresco y aliño de semillas de sésamo
Wraps de pollo, cebolla, brotes verdes, zanahoria y calabacín	Minipizzetas de berenjena y tomate al horno **Huevos rellenos de aguacate y atún (p. 271)**	Caldo de huesos con huevos escalfados, verduritas y quinoa	**Puré de calabacín, cebolla y jengibre (p. 273)** Salmón al horno con tomillo y orégano

TOSTADA KETO (DE ALMENDRA) CON SALMÓN AHUMADO, TOMATE Y RÚCULA

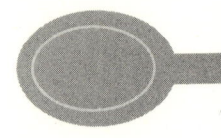

Ingredientes

Para el pan versión rápida

- 30 g de harina de almendra
- 1 huevo mediano
- orégano y sal al gusto
- 1 cdta. de levadura
- 1 cda. de bebida vegetal
- un chorrito de aceite de oliva virgen extra (AOVE)

Toppings

- 50 g de salmón ahumado
- ½ tomate en rodajas finas
- un puñadito de rúcula
- eneldo fresco o, si no tienes, orégano
- sal y pimienta al gusto

Elaboración

1. Bate y mezcla bien los ingredientes para el pan en un recipiente que puedas meter después al microondas y que no sea muy grande para que suba más la masa.
2. Cuando tengas una mezcla bien homogénea, mételo al microondas 1,5 minutos a máxima potencia (unos 850 W).

3. Cuando lo saques, verás que ha subido (si tu recipiente es más bien pequeño). Córtalo por la mitad a modo de bocadillo.
4. Tuesta un poquito el pan en el tostador o sartén para que quede crujiente.
5. Coloca el tomate en rodajas, la rúcula y el salmón. Espolvorea el eneldo o el orégano (¡o ambos!), la sal y la pimienta.

PUDIN DE CHÍA CON YOGUR DE COCO, FRESAS, COCO RALLADO Y NUECES

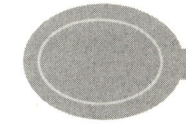

Ingredientes

- 2 cdtas. de semillas de chía
- 200 ml de bebida de coco o 65 g de yogur de coco aproximadamente
- fresas (adaptar la cantidad acorde a tu tolerancia)
- un puñadito de coco rallado
- ½ cdta. de canela de Ceilán
- nueces (adaptar la cantidad acorde a tu tolerancia)

Elaboración

1. Pon en un frasco de vidrio con tapa las semillas de chía con la bebida o yogur de coco (con el yogur queda más espeso, por lo que depende de la textura que te guste más) y mezcla bien.
2. Conserva en la nevera toda la noche; si se te ha olvidado o no tienes tiempo, déjalo al menos una hora para que espese.
3. Añade las fresas cortadas, las nueces picadas, el coco rallado y la canela.

 El pudin de chía es una receta superversátil que puedes mezclar con lo que más te guste. Si con esto te quedas con hambre, puedes ponerte menos cantidad y complementar tu desayuno. Una recomendación es preparar más cantidad y guardarlo en la nevera; de esta manera solo tendrás que servirte un poco cuando más te apetezca.

POLLO AL CURRI CON VERDURAS Y QUINOA

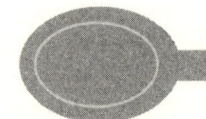

Ingredientes

- 200 g de pechuga de pollo
- 50 g de quinoa
- 1 zanahoria

- 3 arbolitos de brócoli
- ½ pimiento rojo
- 1 cdta. de curri en polvo
- 1 cdta. de cúrcuma el polvo
- 200 ml de agua filtrada o mejor aún de caldo de huesos
- sal y pimienta al gusto
- aceite de oliva virgen extra (AOVE)

Elaboración

1. Lava bien la quinoa antes de hervirla, o bien puedes dejarla en remojo durante 2 horas. Escúrrela y aclárala con abundante agua, después hiérvela durante 10 minutos.
2. Trocea las verduras a tu gusto y rehoga con un poco de aceite en una sartén.
3. Incorpora el pollo a tiras y rehoga todo junto.
4. Añade el curri, la sal, la pimienta y el caldo de huesos o agua.
5. Cuando empiece a hervir añade la quinoa y cubre con una tapa la sartén. Deja cocinar durante 12-15 minutos hasta que el agua se vaya consumiendo.
6. Una vez que apagues el fuego, añade la cúrcuma y remueve hasta que quede todo bien mezclado.

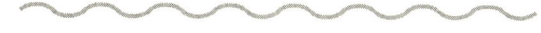

SOPA FRÍA DE AGUACATE Y PEPINO

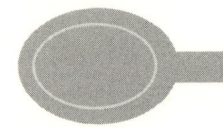

Ingredientes

- 1 aguacate
- 2 pepinos grandes picados
- 90 ml de agua filtrada
- 30 ml de aceite de oliva virgen extra (AOVE)
- 2 cdas. de hierbabuena picada
- 1 trocito de jengibre pelado y muy picado
- el zumo de ½ limón
- ½ cda. de vinagre de manzana
- ½ cdta. de sal marina

Elaboración

1. Empieza teniendo todos los ingredientes bien fríos para que la sopa una vez preparada pueda servirse fría.
2. Corta el aguacate por la mitad, quítale el hueso y pélalo. Corta una de las mitades en rodajas y resérvalas. Pon la otra mitad y el resto de los ingredientes en una batidora y bátelos a alta velocidad hasta que queden muy suaves.
3. Sirve la sopa al momento y adorna con las rodajas de aguacate. Puedes añadirle un chorrito de aceite y hierbabuena en rama.

CALDO DE HUESOS

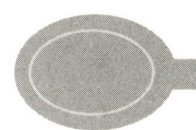

Ingredientes

- 750-1.500 g de huesos de ternera y/o pollo. Mejores huesos: de la rodilla, tuétano, carcasa de pollo, trozo de ternera...
- verduras (las que tengas y te gusten). Ejemplos: apio, repollo, zanahoria, nabo, cebolla, puerro...
- 2 cdas. de vinagre de manzana sin filtrar
- 1 diente de ajo
- 2 o 3 litros de agua filtrada
- hierbas aromáticas a tu elección: tomillo, romero, perejil...
- 1 trocito de jengibre fresco (opcional)
- un poco de alga kombu (opcional)

Elaboración

1. Coloca todos los ingredientes en el agua fría y lleva a ebullición.
2. Baja el fuego y cocina tapado a fuego mínimo. Si lo vas hacer en olla lenta o crockpot, deja que hierva unas 14-16 horas; si lo vas a cocinar en olla normal, entre 1,5-2 horas.
3. Apaga el fuego, deja enfriar y retira la capita de grasa que se haya podido solidificar. Puede que una vez que lo guardes en la nevera se forme más capa de grasa; retírala más tarde también.

4. Lo puedes guardar en frascos de vidrio en la nevera o congelarlo.

No te quedes solo con la sopa, puedes utilizarlo también como base para guisos o estofados o como una bebida caliente reconfortante cuando te apetezca. También es una alternativa ideal como reconstituyente después de una actividad física intensa. Puedes refrigerar el caldo de huesos durante 4-5 días, si no, te recomiendo congelarlo.

TIMBAL DE VERDURAS Y ANCHOAS

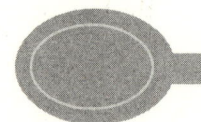

Ingredientes

- 1 pimiento rojo grande
- 1 berenjena
- 4 tomates
- 8 huevos de codorniz
- hojas de perejil fresco
- sal, pimienta y romero al gusto
- aceite de oliva virgen extra (AOVE)
- anchoas para decorar

Elaboración

1. Precalienta el horno a 180 °C.
2. Lava y seca los pimientos y las berenjenas, después corta las berenjenas a la mitad con unos cortes transversales.
3. Dispón las verduras encima de una bandeja de horno y aliña con un chorrito de AOVE, sal, pimienta y romero.
4. Hornea 30 minutos y saca la bandeja del horno para dar la vuelta a todas las verduras. Aquí introduce los tomates lavados y secos, y hornea durante 40 minutos más.
5. Pasado el tiempo, saca del horno y tapa la bandeja con un trapo limpio, de esta manera ayudará a que la verdura «sude» y se pueda pelar después con mayor facilidad.
6. Una vez frías y peladas, mezcla bien todas las verduras y reserva en la nevera.
7. Mientras, pon a cocer los huevos de codorniz durante 5 minutos (desde que el agua ha empezado a hervir). Aclara y espera a que se enfríen.
8. A la hora de emplatar, si te apetece hacerlo mono, usa un aro e introduce dentro una buena cantidad de la mezcla de verduras.
9. Quita el aro con cuidado para que no se desmorone y pon por encima anchoas y los huevos de codorniz, que también puedes rallarlos si te gusta o si no enteros. Rocía con un buen chorro de AOVE y perejil fresco.

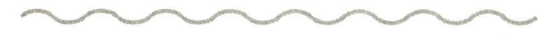

SÁNDWICH DE PAN DE LINO CON CANÓNIGOS, TOMATE Y SALMÓN AHUMADO

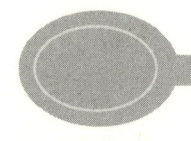

Ingredientes

Para un pan de molde

- 4 huevos
- 150 g de semillas de lino
- 5 g de polvo para hornear
- sal

Para el relleno

- unas hojas de canónigos
- 2 rodajas finitas de tomate
- 1-2 lonchas de salmón ahumado

Elaboración

1. Precalienta el horno a 180 °C con calor por arriba y por abajo.
2. Tritura las semillas de lino en un molinillo de café (u otro utensilio que te sirva para hacerlo) hasta que estén molidas.
3. En un bol mezcla todos los ingredientes con una espátula hasta que quede bien mezclado.
4. Engrasa un molde rectangular o bien pon un papel para horno e introduce la mezcla.
5. Hornea a 180 °C durante 30 minutos.
6. Sácalo y espera a que esté templado para desmoldarlo.

7. Una vez frío, corta dos trozos no muy finos para que no se rompa y ponlos a tostar en la tostadora.
8. Monta el sándwich con los ingredientes del relleno y ¡listo para disfrutar!

 Es una receta parecida al pan keto rápido de almendras, pero en este caso la idea es preparar un molde de pan al horno para tener para otras ocasiones. Puedes adaptar esta receta a la versión exprés al micro si lo prefieres.

CREPS DE CALABACÍN CON RÚCULA, QUESO FRESCO Y JAMÓN SERRANO

Ingredientes

- 1 calabacín pequeño
- 1 huevo mediano
- sal y pimienta al gusto
- aceite de oliva virgen extra (AOVE)

Para el relleno

- 30 g de queso fresco de cabra/oveja sin lactosa (prueba primero en pequeñas cantidades y valora tu tolerancia)
- 20 g de jamón serrano

Elaboración

1. Lava y seca el calabacín. Rállalo con piel y ponlo en un trapo de cocina. Aprieta y escúrrelo bien con ayuda de un trapo hasta que suelte toda el agua.
2. Añade 1 huevo y sal, y remueve todo junto.
3. Calienta una sartén. Echa un chorrito pequeño de AOVE y con un papel pásalo por toda la sartén para que quede bien engrasada.
4. Una vez caliente, añade la masa hasta que ocupe toda la sartén. Cocínalos por ambos lados hasta que estén bien hechos.
5. Coloca en un plato para que se temple el crep y rellena con la mezcla. Puedes doblarlo simplemente o enrollarlo, ¡lo que te sea más fácil!

HUMMUS DE BONIATO PREBIÓTICO

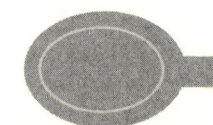

Ingredientes

- 2 boniatos pequeños
- 1 cda. de tahini
- 3 cdas. de aceite de oliva virgen extra
- 1 cdta. de pimienta negra molida
- 1 cdta. de pimentón dulce

- 1 cdta. de comino en grano o en polvo
- una pizca de sal
- 1 diente de ajo
- semillas de sésamo para decorar

Elaboración

1. Lava bien los boniatos con agua. Pela y trocea.
2. Puedes prepararlos al horno o bien al vapor. Si los hierves cogerán mucha agua y no nos interesa.
3. Una vez cocinado el boniato, coloca en un recipiente de cristal y deja que se atempere.
4. Introduce en el frigorífico durante, al menos, 24 horas (así generamos almidón resistente).
5. Pasado ese tiempo, saca los boniatos del frigorífico y tritura junto con el resto de los ingredientes.
6. Sirve y decora con las semillas de sésamo y un chorrito de aceite de oliva.

HUEVOS RELLENOS DE AGUACATE Y ATÚN

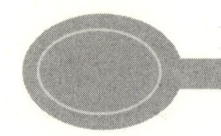

Ingredientes

- 4 huevos
- 1-2 latas de atún o caballa
- 2 cdas. de cebolleta finamente picada

Para la mayonesa de aguacate

- 1 aguacate
- ½ limón
- 4 cdas. de yogur de coco
- 4 cdas. de AOVE
- una pizca de sal

Elaboración

1. Cuece los huevos en agua hirviendo durante 12 minutos. Pásalos por agua fría y en cuanto estén templados pélalos. Córtalos por la mitad y con cuidado retira las yemas.
2. Mientras, haz la mayonesa de aguacate triturando todos los ingredientes con una batidora.
3. En un bol machaca con un tenedor todas las yemas de huevo. Luego añade el atún, la cebolleta y la mayonesa de aguacate. Mezcla bien, prueba el relleno y salpimienta al gusto.
4. Ve rellenando los huevos. Puedes decorarlos con sésamo negro, ajetes, germinados..., ¡lo que más te apetezca!

PURÉ DE CALABACÍN, CEBOLLA Y JENGIBRE

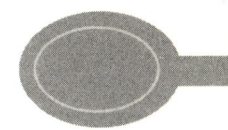

Ingredientes

- ½ l de agua filtrada
- 1 calabacín pequeño
- ½ cebolla
- 2 g de jengibre
- ½ cdta. de cúrcuma en polvo
- 1 cdta. de hierbas provenzales
- sal y pimienta al gusto
- 1 cda. de aceite de oliva virgen extra (AOVE)
- 1 cdta. de aceite de coco

Elaboración

1. Pela y corta en trocitos el calabacín ya limpio, la cebolla y el jengibre.
2. En una olla echa un chorrito de aceite y rehoga levemente el calabacín y la cebolla. Una vez que esté doradito añade el agua, el jengibre, la cúrcuma y las hierbas provenzales, y cuece durante 30 minutos a fuego bajo.
3. Pasado ese tiempo y una vez que las verduras estén ya tiernas, apaga el fuego y tritura con la batidora.
4. Sirve el puré y añádele una cucharadita de aceite de coco, no solo le estarás añadiendo sabor sino también ¡muchas propiedades antimicrobianas!

ALIÑOS Y SALSAS

Pensamos que para comer de manera equilibrada y saludable necesitamos preparaciones complicadas y bonitas típicas de un instagramer, y no. Elaborar platos sencillos no tiene por qué ser aburrido, es más, durante un SIBO o cualquier otro tipo de disbiosis o desequilibrio digestivo, te ayudará a digerir mejor.

Pero cierto es que además de sencillos, te recomiendo encarecidamente que sean gustosos y te den placer, sí sí, placer, eso que olvidamos muchas veces a la hora de comer. Por eso, aderezo, aliño o salsa pueden convertir un plato aparentemente sin gracia en un plato sabroso y muy saciante.

Elaborar nuestros propios aliños en casa te requerirá poquito tiempo pudiendo escoger alimentos más frescos y adaptados a tu tolerancia, evitando edulcorantes y conservantes artificiales.

Hay muchos aliños y salsas posibles; solo tienes que dejar volar tu imaginación y creatividad y lo que te vaya apeteciendo en ese momento.

¡Aquí te dejo algunos de mis preferidos!

VINAGRETA DE MOSTAZA

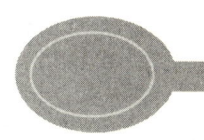

Ingredientes

- 1 cda. de aceite de oliva virgen extra (AOVE)
- 1 cda. de vinagre de manzana sin filtrar
- ½ cdta. de mostaza
- ¼ de cdta. de sal
- 1 cda. de agua (mejor filtrada)
- pimienta al gusto

Elaboración

1. Mezcla todos los ingredientes en la licuadora o en un vaso especial para batir. Puede realizarse en mayor cantidad y guardar en la nevera para el momento de servir.

ALIÑO DE JENGIBRE, CÚRCUMA Y LIMÓN

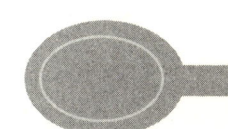

Ingredientes

- 3 cdas. de aceite de oliva virgen extra
- ½ cdta. de cúrcuma en polvo
- ½ cdta. de jengibre en polvo
- 1 cdta. de zumo de limón

- 1 cdta. de vinagre de manzana sin filtrar
- una pizca de sal y pimienta

Elaboración

1. Tritura todos los ingredientes con una batidora y ve ajustando las proporciones según te guste.

 Para el jengibre y la cúrcuma, en vez de en polvo, puedes agregar el zumo de la raíz; si lo que quieres es algo rápido, te recomiendo más en polvo. En caso de que decidas hacer la cúrcuma triturada, ten en cuenta que mancha mucho.

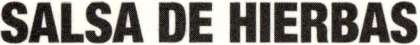

SALSA DE HIERBAS

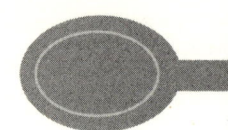

Ingredientes

- 3 cdas. de aceite de oliva virgen extra
- 1 cda. de perejil fresco picadito
- 1 cda. de albahaca fresca picadita
- 1 cdta. de tomillo seco
- 1 cda. de zumo de limón
- sal y pimienta al gusto

Elaboración

1. Mezcla todos los ingredientes en un bol y listo para servir.

SALSA DE TOMATE Y NUECES

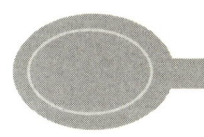

Ingredientes

- 4 tomates tipo pera
- 5 nueces
- un diente de ajo
- 1 cebolla
- un chorrito de aceite de oliva virgen extra
- albahaca, perejil y romero

Elaboración

1. Pela los tomates y reserva. También pica las nueces en pequeños pedazos.
2. En una sartén pon a dorar una cebolla mediana con aceite de oliva virgen extra.
3. Después añade el ajo y, cuando estén listos, agrega romero, albahaca y perejil frescos y las nueces. Cuando esté todo bien dorado, añade los tomates y déjalo a fuego lento en una olla durante 15 minutos.
4. Después puedes batirlo o servir la salsa tal y como está.

VINAGRETA DE FRUTOS ROJOS

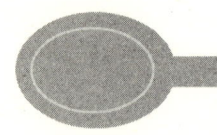

Ingredientes

- 12 cdas. de AOVE
- 3 cdas. de vinagre de manzana sin filtrar
- ¼ de taza de los frutos rojos que más te gusten
- 3 cdas. de eneldo picado
- una pizca de sal

Elaboración

1. Tritura todos los ingredientes con una batidora y ve ajustando las proporciones según te guste.

ALIÑO DE TAHINI

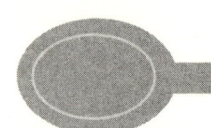

Ingredientes

- 2 cdas. de tahini
- 2 cdas. de zumo de limón
- 2 cdas. de agua
- 1 cda. de aceite de oliva virgen
- una pizquita de sal

Elaboración

1. Pon todos los ingredientes en un bol o recipiente y remueve hasta que esté todo bien mezclado.

2. Si notas que te queda muy espeso o que prefieres una textura más líquida, puedes agregarle un poquitito de agua hasta encontrarle la textura que más te guste.

 El tahini es la pasta procedente de las semillas de sésamo. Yo suelo preferir tahini tostado porque tiene un sabor más intenso y las semillas que se han usado están enteras y tostadas previamente, lo que hace que se asimilen mejor sus nutrientes. Además, las semillas de sésamo destacan por su alto contenido en calcio, y es mucho mayor el contenido de calcio en el tahini tostado que en el blanco.

Agradecimientos

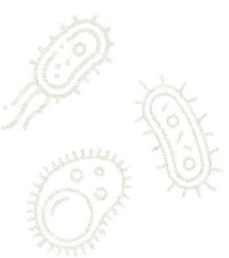

Vaya, sí que es difícil esta parte. Pondría a tanta gente que no cabría en esta hoja, porque al final todas las personas que están y que se han cruzado en mi vida tienen una pequeña razón de que yo esté aquí donde estoy hoy, por lo que a todas esas personas, GRACIAS.

Gracias a ti, papa, guía y luz de mi camino más allá del tiempo, porque aunque ya no estés en este plano sé que te sientes orgulloso y disfrutas tanto como yo este libro. Gracias por enseñarme el valor de la perseverancia, el esfuerzo, y por creer en mí en cada una de las decisiones (¡a veces locas!) que he ido tomando a lo largo de mi vida.

Gracias a ti, mama, por acompañarme siempre, por comprender y apoyar mi pasión y por ser mi red de seguridad en los momentos de incertidumbre.

A ti, Xavi, por inspirarme confianza y creer tanto en mí desde el minuto uno en que empecé esta nueva andadura.

A todos esos amigos que me han visto crecer y que me han ayudado a ser cada día una mejor versión de mí, ellos ya saben quiénes son.

A vosotros, Pía y Francisco, por ver siempre el potencial de mi alma. Sabe Dios que el proceso del libro y mi camino hubiera sido muy diferente.

Y, sobre todo, gracias a los amores de mi vida, Yago y Pol, por ser el pilar y la brújula de mi vida.

Escribir este libro ha sido un viaje de autoconocimiento y aprendizaje profundo.

Gracias, gracias, gracias.

Bibliografía

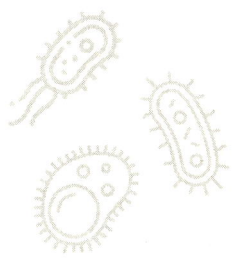

Han sido muchas las fuentes usadas para el desarrollo del libro y, ni que decir tiene, las múltiples formaciones realizadas durante todos estos años sobre el tema. A continuación dejo un resumen de las principales fuentes:

LIBROS

Álvarez Calatayud, Guillermo, *Microbiota, probióticos y prebióticos. Evidencia científica*, Madrid, Ergón Creación, 2022.

Vanaclocha, Bernat, *Fitoterapia. Vademécum de prescripción*, Madrid, Elsevier, 2019.

Worwood, Valerie Ann, *Aceites esenciales y aromaterapia*, Madrid, Gaia Ediciones, 2018.

PÁGINAS DE REFERENCIA

Ankri, S. y Mirelman, D., «Antimicrobial properties of allicin from garlic», *Microbes and Infection*, 1 (2) (febrero de 1999), pp. 125-129, doi: 10.1016/s1286-4579(99)80003-3, PMID: 10594976, <https://www.sciencedirect.com/science/article/pii/S1286457999800033?via%3Dihub>.

Arthur, J. Kastl, *et al.*, «The structure and function of the human small intestinal microbiota: Current understanding and future directions», *Cellular and Molecular Gastroenterology and Hepatology*, 9 (1) (2020), pp. 33-45, oi: 10.1016/j.jcmgh.2019.07.006, epub: 22 julio 2019, PMID: 31344510, PMCID: PMC6881639, <https://www.cmgh-journal.org/article/S2352-345X(19)30094-3/fulltext>.

Banik, G. D., *et al.*, «Hydrogen sulphide in exhaled breath: a potential biomarker for small intestinal bacterial overgrowth in IBS», *Journal of Breath Research*, 10 (2) (10 de mayo de 2016), 026010, doi:

10.1088/1752-7155/10/2/026010, PMID: 27163246, <https://iopscience.iop.org/article/10.1088/1752-7155/10/2/026010>.

Belkaid, Y. y Hand, T. W., «Role of the microbiota in immunity and inflammation», *Cell*, 157 (1) (27 de marzo de 2014), pp. 121-141, doi: 10.1016/j.cell.2014.03.011, PMID: 24679531, PMCID: PMC4056765, <https://www.cell.com/cell/fulltext/S0092-8674(14)00345-6?_returnURL=https%3A%2F%2Flinkinghub.elsevier.com%2Fretrieve%2Fpii%2FS0092867414003456%3Fshowall%3Dtrue>.

Bellini, M., et al., «Low FODMAP Diet: Evidence, Doubts, and Hopes», *Nutrients*, 12 (1) (4 de enero de 2020), p. 148, doi: 10.3390/nu12010148, PMID: 31947991, PMCID: PMC7019579, <https://www.mdpi.com/2072-6643/12/1/148>.

Böhn, L., et al., «Diet low in FODMAPs reduces symptoms of irritable bowel syndrome as well as traditional dietary advice: a randomized controlled trial», *Gastroenterology*, 149 (6) (noviembre de 2015), pp. 1399-1407, doi: 10.1053/j.gastro.2015.07.054, epub: 5 agosto 2015, PMID: 26255043, <https://www.gastrojournal.org/article/S0016-5085(15)01086-0/fulltext?referrer=https%3A%2F%2Fpubmed.ncbi.nlm.nih.gov%2F>.

Cherpak, C. E., «Mindful eating: A review of how the stress-digestion-mindfulness triad may modulate and improve gastrointestinal and digestive function», *Integrative Medicine (Encinitas)*, 18 (4) (agosto de 2019), pp. 48-53, PMID: 32549835, PMCID: PMC7219460, <https://pubmed.ncbi.nlm.nih.gov/32549835/>.

Corazza, G. R., et al., «Treatment of small Intestine bacterial overgrowth with Rifaximin, a non-absorbable rifamycin», *The Journal of International Medical Research*, 16 (4) (julio-agosto de 1988), pp. 312-316, doi: 10.1177/030006058801600410, PMID: 3169375, <https://journals.sagepub.com/doi/10.1177/030006058801600410>.

Dantas Ada, S., et al., «Oxidative stress responses in the human fungal pathogen, Candida albicans», *Biomolecules*, 5 (1) (25 de febrero de 2015), pp. 142-165, doi: 10.3390/biom5010142, PMID: 25723552, PMCID: PMC4384116, <https://www.mdpi.com/2218-273X/5/1/142>.

Deloose, E., et al., «The migrating motor complex: control mechanisms and its role in health and disease», *Nature Reviews Gastroenterology & Hepatology*, 9 (5) (27 de marzo de 2012), pp. 271-285, doi: 10.1038/nrgastro.2012.57, PMID: 22450306, <https://www.nature.com/articles/nrgastro.2012.57>.

Ford, A. C., et al., «Postprandial symptoms in disorders of gut-brain interaction and their potential as a treatment target», *Gut*, 73 (7) (6 de junio de 2024), pp. 1199-1211, doi: 10.1136/gutjnl-2023-331833, PMID: 38697774, <https://gut.bmj.com/content/73/7/1199>.

Goyal, M., et al., «Meditation programs for psychological stress and well-being: a systematic review and meta-analysis», *JAMA Internal Medicine*, 174 (3) (marzo de 2014), pp. 357-368, doi: 10.1001/jamainternmed.2013.13018, PMID: 24395196, PMCID: PMC4142584, <https://jamanetwork.com/journals/jamainternalmedicine/fullarticle/1809754>.

Guo, H. Z., *et al.*, «The diagnostic value of hydrogen sulfide breath test for small intestinal bacterial overgrowth», *Zhonghua Nei Ke Za Zhi*, 60 (4) (1 de abril de 2021), pp. 356-361, doi: 10.3760/cma.j.cn112138-20200731-00725, PMID: 33765706, <https://rs.yiigle.com/cmaid/1313471>.

Guo, H., *et al.*, «Berberine and rifaximin effects on small intestinal bacterial overgrowth: Study protocol for an investigator-initiated, double-arm, open-label, randomized clinical trial (BRIEF-SIBO study)», *Frontiers in Pharmacology*, 14 (15 de febrero de 2023), 1121435, doi: 10.3389/fphar.2023.1121435, PMID: 36873985, PMCID: PMC9974661, <https://www.frontiersin.org/journals/pharmacology/articles/10.3389/fphar.2023.1121435/full>.

Hendrickson, K. L. y Rasmussen, E. B., «Mindful eating reduces impulsive food choice in adolescents and adults», *Health Psychology*, 36 (3) (marzo de 2017), pp. 226-235, doi: 10.1037/hea0000440, epub: 3 noviembre 2016, PMID: 27808529, <https://psycnet.apa.org/doiLanding?doi=10.1037%2Fhea0000440>.

Horz, H. P., *et al.*, «Relationship between methanogenic archaea and subgingival microbial complexes in human periodontitis», *Anaerobe*, 35 (Pt A) (octubre de 2015), pp. 10-12, doi: 10.1016/j.anaerobe.2015.02.008, epub: 20 marzo 2015, PMID: 25797107, <https://www.sciencedirect.com/science/article/abs/pii/S1075996415000347?via%3Dihub>.

Jalanka, J., *et al.*, «The effect of psyllium husk on intestinal microbiota in constipated patients and healthy controls», *International Journal of Molecular Sciences*, 20 (2) (20 de enero de 2019), p. 433, doi: 10.3390/ijms20020433, PMID: 30669509, PMCID: PMC6358997, <https://www.mdpi.com/1422-0067/20/2/433>.

Jernberg, C., *et al.*, «Long-term impacts of antibiotic exposure on the human intestinal microbiota», *Microbiology (Reading)*,156 (Pt 11) (noviembre de 2010), pp. 3216-3223, doi: 10.1099/mic.0.040618-0, epub: 12 agosto 2010, PMID: 20705661, <https://www.microbiologyresearch.org/content/journal/micro/10.1099/mic.0.040618-0>.

Juteau, F., *et al.*, «Composition and antimicrobial activity of the essential oil of Artemisia absinthium from Croatia and France», *Planta Medica*, 69 (2) (febrero de 2003), pp. 158-161, doi: 10.1055/s-2003-37714, PMID: 12624823, <https://www.thieme-connect.de/products/ejournals/abstract/10.1055/s-2003-37714>.

Kinashi, Y. y Hase, K., «Partners in leaky gut syndrome: Intestinal dysbiosis and autoimmunity», *Frontiers in Immunology*, 12 (22 de abril de 2021), 673708, doi: 10.3389/fimmu.2021.673708, PMID: 33968085, PMCID: PMC8100306, <https://www.frontiersin.org/journals/immunology/articles/10.3389/fimmu.2021.673708/full>.

Lamuel-Raventos, R. M. y Onge, M. P. S., «Prebiotic nut compounds and human microbiota», *Critical Reviews in Food Science and Nutrition*, 57 (14) (22 de septiembre de 2017), pp. 3154-3163, doi: 10.1080/10408398.2015.1096763, PMID: 27224877, PMCID: PMC5646185, <https://www.tandfonline.com/doi/full/10.1080/10408 398.2015.1096763>.

Lazzini, S., et al., «The effect of ginger (Zingiber officinalis) and artichoke (Cynara cardunculus) extract supplementation on gastric motility: a pilot randomized study in healthy volunteers», *European Review for Medical and Pharmacological Science*, 20 (1) (2016), pp. 146-149, PMID: 26813467, <https://pubmed.ncbi.nlm.nih.gov/26813467/>.

Lepp, P. W., et al., «Methanogenic archaea and human periodontal disease», *PNAS*, 101 (16) (5 de abril de 2004), pp. 6176-6181, doi: 10.1073/pnas.0308766101, epub: 5 abril 2004, PMID: 15067114, PMCID: PMC395942, <https://www.pnas.org/doi/full/10.1073/pnas.0308766101>.

Leyva-López, N., et al., «Essential oils of oregano: Biological activity beyond their antimicrobial properties», *Molecules (Basel)*, 22 (6) (14 de junio de 2017), p. 989, doi: 10.3390/molecules22060989, PMID: 28613267, PMCID: PMC6152729, <https://www.mdpi.com/1420-3049/22/6/989>.

Mertas, A., et al., «The influence of tea tree oil (Melaleuca alternifolia) on fluconazole activity against fluconazole-resistant Candida albicans strains», *BioMed Research International*, 2015 (2015), 590470, doi: 10.1155/2015/590470, epub: 4 febrero 2015, PMID: 25722982, PMCID: PMC4334616, <https://onlinelibrary.wiley.com/doi/10.1155/2015/590470>.

Nobile, C. J. y Johnson, A. D., «Candida albicans biofilms and human disease», *Annual Review of Microbiology*, 69 (1) (octubre de 2015), pp. 71-92, doi: 10.1146/annurev-micro-091014-104330, PMID: 26488273, PMCID: PMC4930275, <https://www.annualreviews.org/content/journals/10.1146/annurev-micro-091014-104330>.

Petersen, C. y Round, J. L., «Defining dysbiosis and its influence on host immunity and disease», *Cellular Microbiology*, 16 (7) (julio de 2014), pp. 1024-1033, doi: 10.1111/cmi.12308, PMID: 24798552, PMCID: PMC4143175, <https://onlinelibrary.wiley.com/doi/10.1111/cmi.12308>.

Ponziani, F. R., et al., «Eubiotic properties of rifaximin: Disruption of the traditional concepts in gut microbiota modulation», *World Journal of Gastroenterology*, 23 (25) (7 de julio de 2017), pp. 4491-4499, doi: 10.3748/wjg.v23.i25.4491, PMID: 28740337, PMCID: PMC5504364, <https://www.wjgnet.com/1007-9327/full/v23/i25/4491.htm>.

Redondo-Cuevas, L., et al., «Do herbal supplements and probiotics complement antibiotics and diet in the management of SIBO? A randomized clinical trial», *Nutrients*, 16 (7) (7 de abril de 2024), p. 1083, doi: 10.3390/nu16071083, PMID: 38613116, PMCID: PMC11013329, <https://www.mdpi.com/2072-6643/16/7/1083>.

Romański, K. W., «Importance of the enteric nervous system in the control of the migrating motility complex», *Physiology International*, 104 (2) (1 de junio de 2017), pp. 97-129, doi: 10.1556/2060.104.2017.2.4, PMID: 28665193, <https://akjournals.com/view/journals/2060/104/2/article-p97.xml>.

Rosania, R., et al., «Effect of probiotic or prebiotic supplementation on antibiotic therapy in the small intestinal bacterial overgrowth: a comparative evaluation», *Current Clinical Pharmacology*, 8 (2) (mayo de 2013), pp. 169-172, doi: 10.2174/15748847113089990048, PMID: 23244247, <https://www.eurekaselect.com/article/50316>.

Saad, R. J. y Chey, W. D., «Breath testing for small intestinal bacterial overgrowth: maximizing test accuracy», *Clinical Gastroenteroloholy Hepatology*, 12 (12) (diciembre de 2014), pp. 1964-1972, doi: 10.1016/j.cgh.2013.09.055, epub: 1 oct 2013, PMID: 24095975, <https://www.cghjournal.org/article/S1542-3565(13)01468-7/fulltext>.

Staudacher, H. M., et al., «A diet low in FODMAPs reduces symptoms in patients with irritable bowel syndrome and a probiotic restores Bifidobacterium species: a randomized controlled trial», *Gastroenterology*, 153 (4) (octubre de 2017), pp. 936-947, doi: 10.1053/j.gastro.2017.06.010, epub: 15 junio 2017, PMID: 28625832, <https://www.gastrojournal.org/article/S0016-5085(17)35744-X/fulltext?referrer=https%3A%2F%2Fpubmed.ncbi.nlm.nih.gov%2F>.

Tansel, A. y Levinthal, D. J., «Understanding our tests: Hydrogen-methane breath testing to diagnose small intestinal bacterial overgrowth», *Clinical Translational Gastroenterology*, 14 (4) (1 de abril de 2023), e00567, doi: 10.14309/ctg.0000000000000567, PMID: 36744854, PMCID: PMC10132719, <https://journals.lww.com/ctg/fulltext/2023/04000/understanding_our_tests__hydrogen_methane_breath.2.aspx>.

Yang, F., et al., «Berberine influences multiple diseases by modifying gut microbiota», *Frontiers in Nutrition*, 10 (3 de agosto de 2023), 1187718, doi: 10.3389/fnut.2023.1187718, PMID: 37599699, PMCID: PMC10435753, <https://www.frontiersin.org/journals/nutrition/articles/10.3389/fnut.2023.1187718/full>.

Zahedi, M. J., et al., «Fermentable oligo-di-mono-saccharides and polyols diet versus general dietary advice in patients with diarrhea-predominant irritable bowel syndrome: A randomized controlled trial», *Journal of Gastroenterology and Hepatology*, 33 (6) (junio de 2018), pp. 1192-1199, doi: 10.1111/jgh.14051, epub: 21 febrero 2018, PMID: 29159993, <https://onlinelibrary.wiley.com/doi/10.1111/jgh.14051>.